LIBRO DE FOTOS DE
NAVIDAD

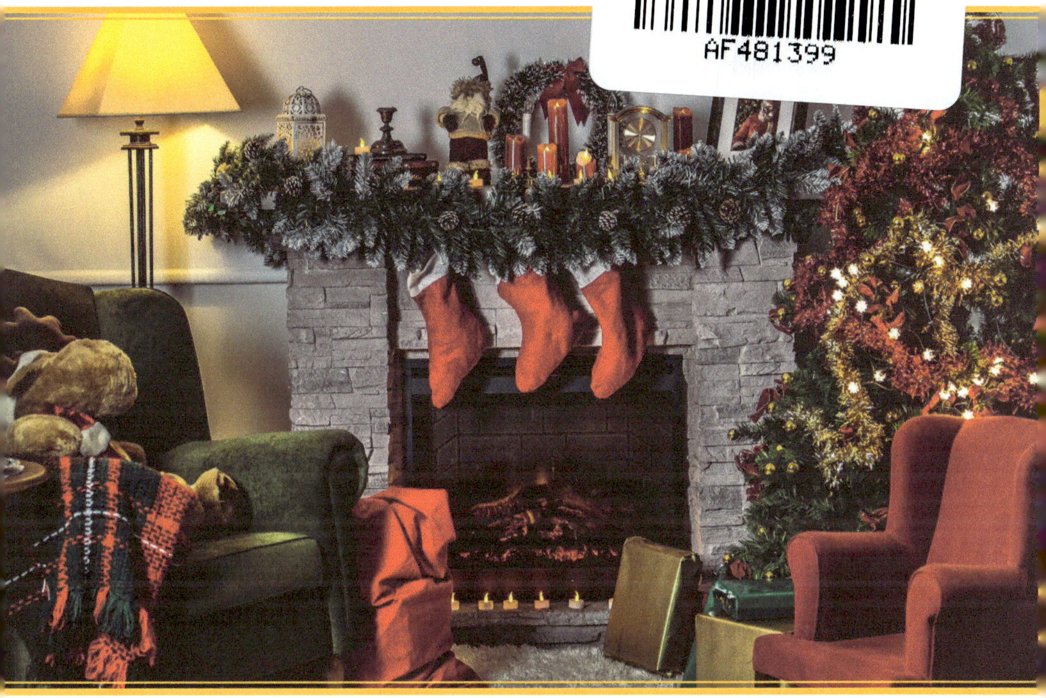

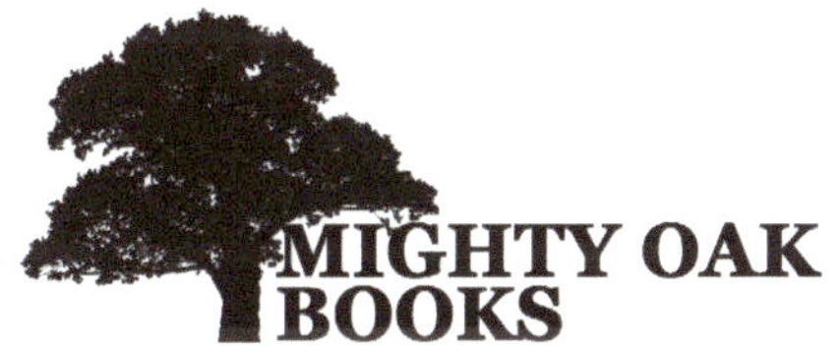

MIGHTY OAK BOOKS

Ángel de Navidad

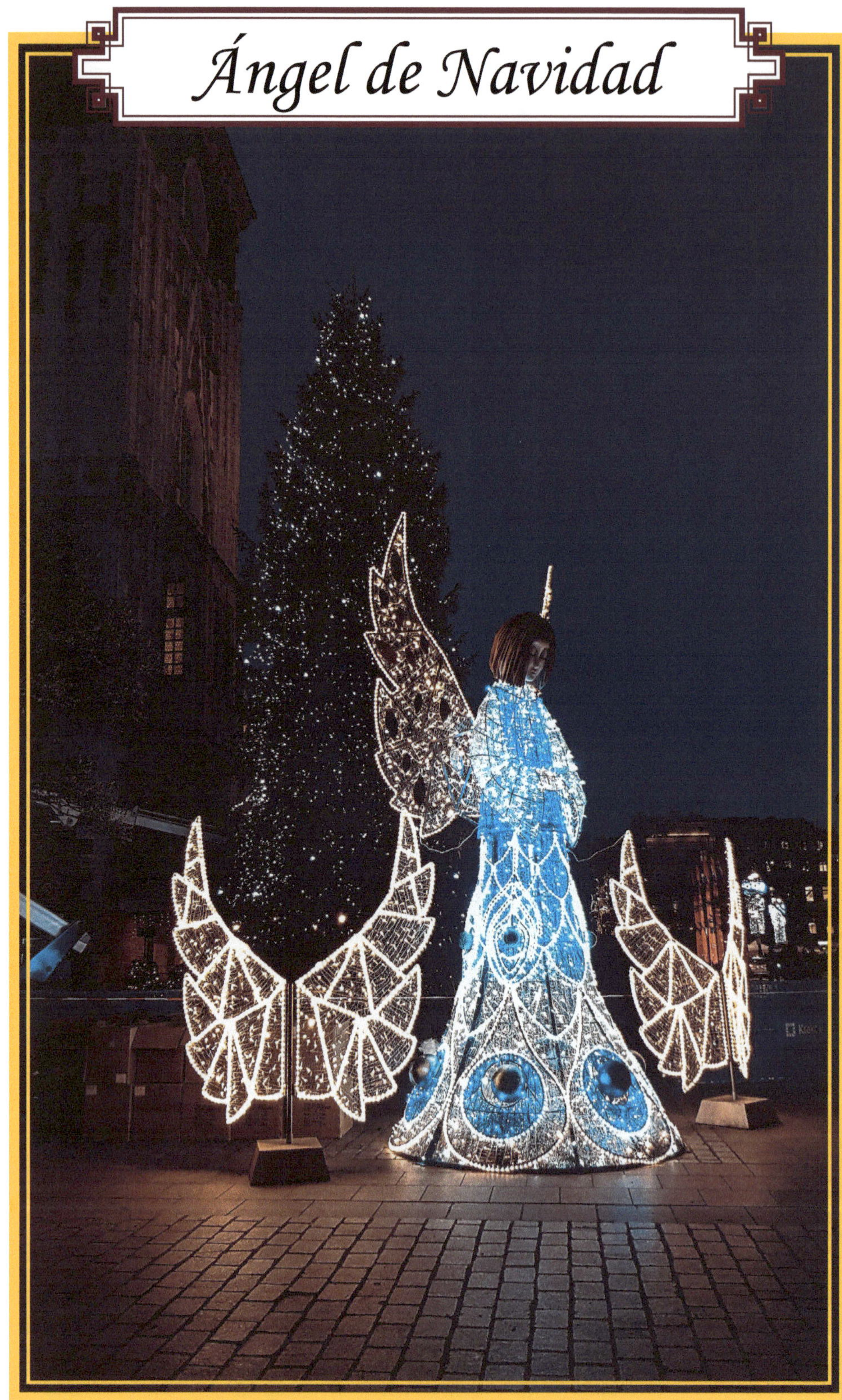

Globo de Nieve

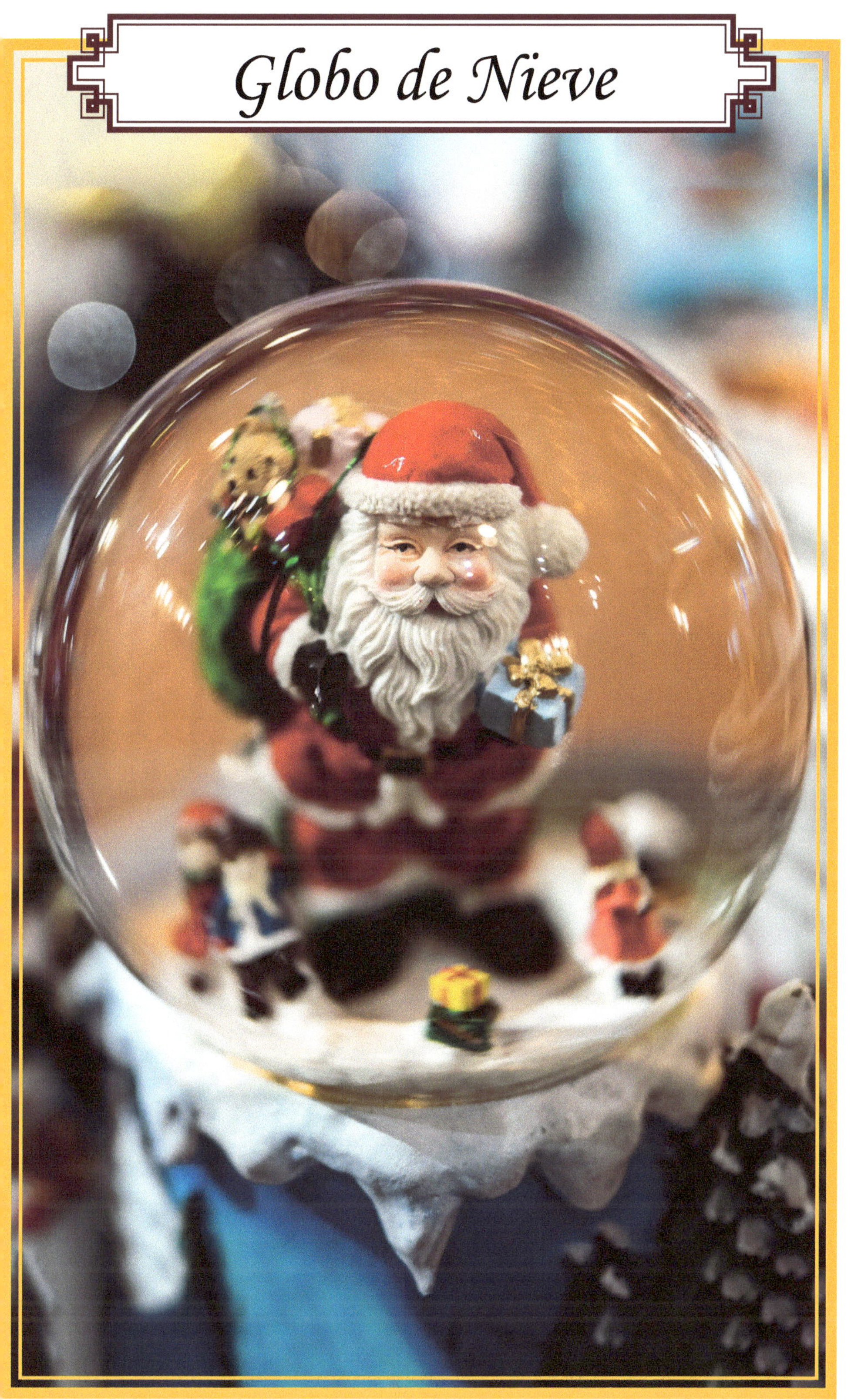

Una Bebida Caliente

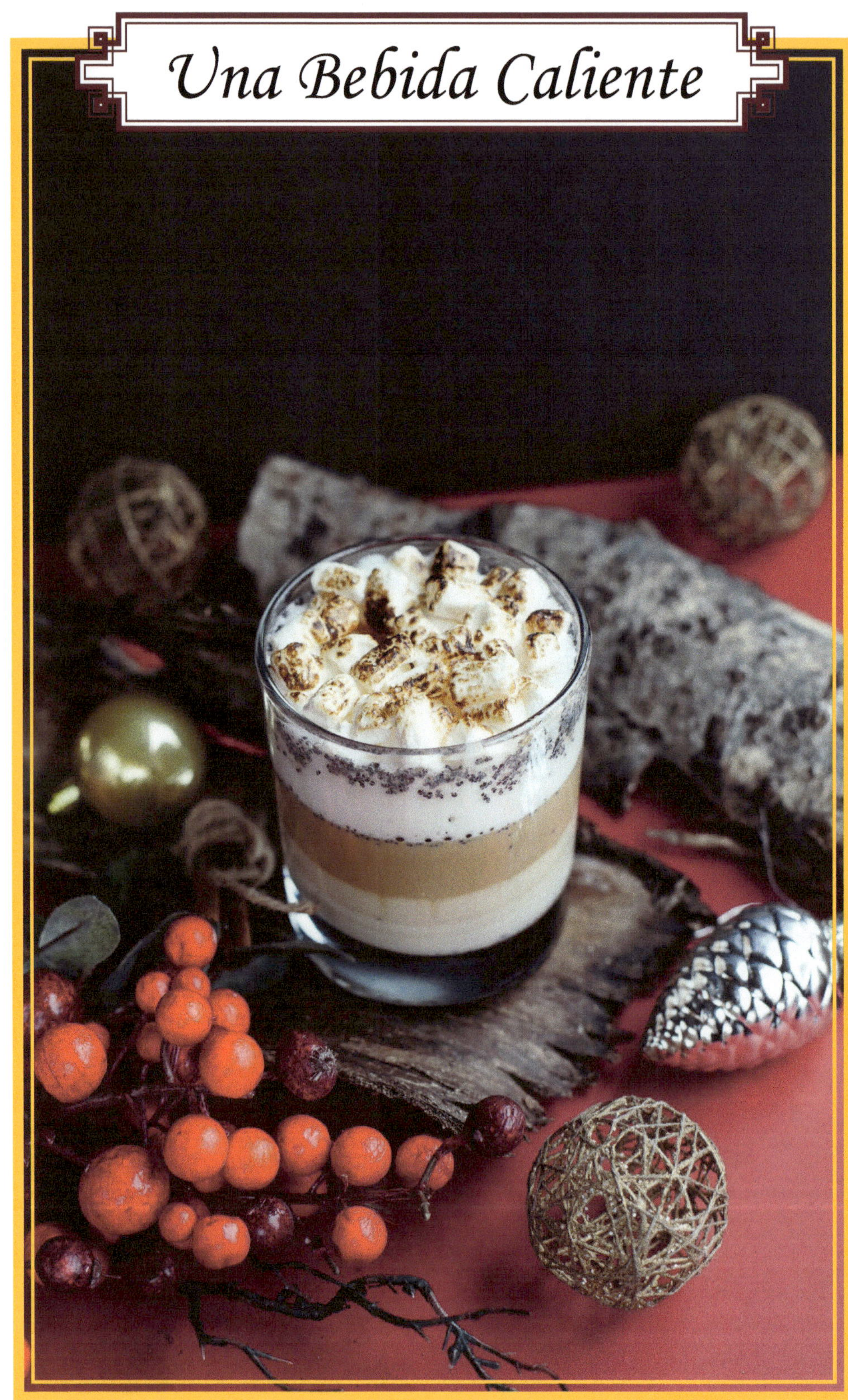

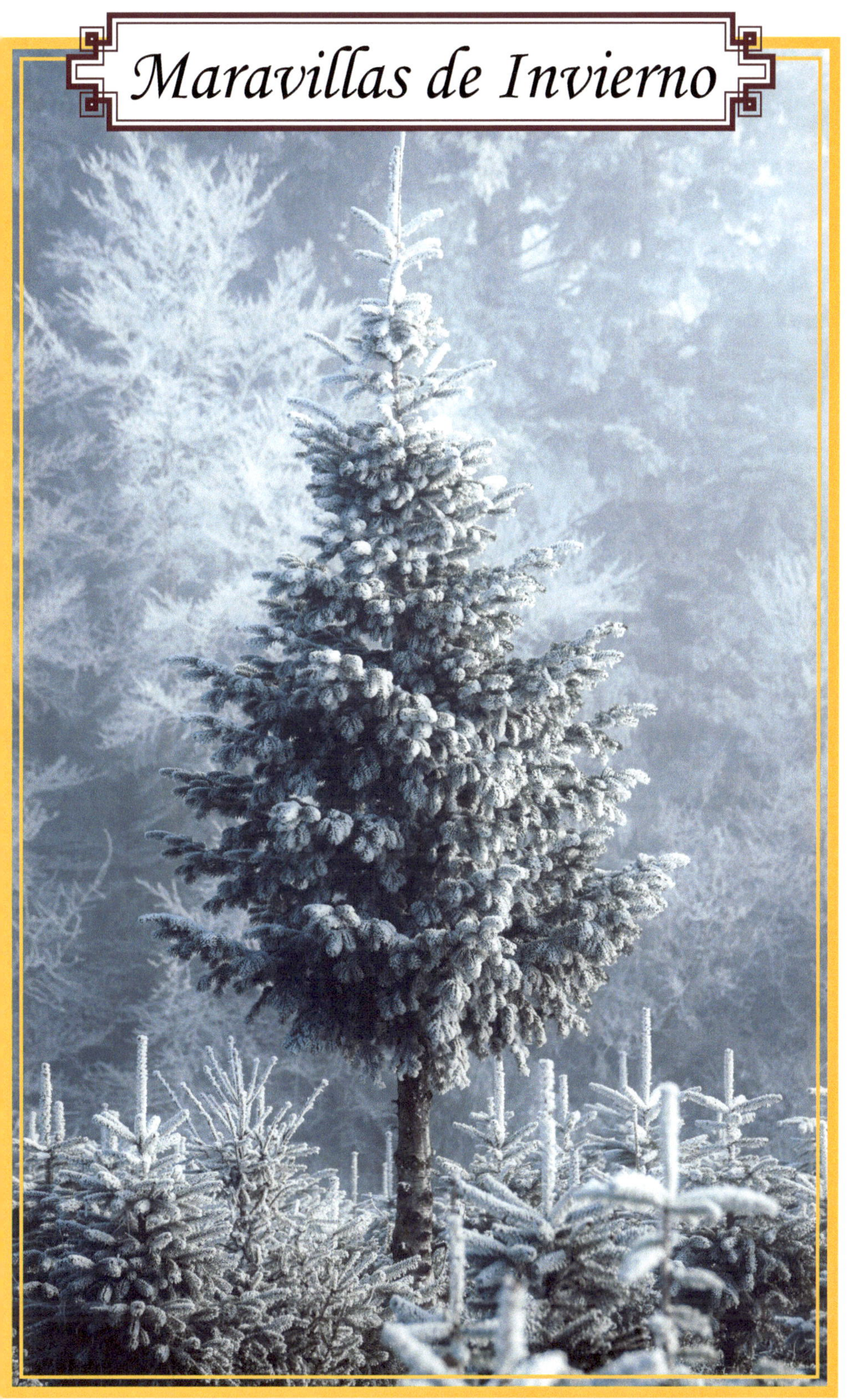
Maravillas de Invierno

Corona de Navidad

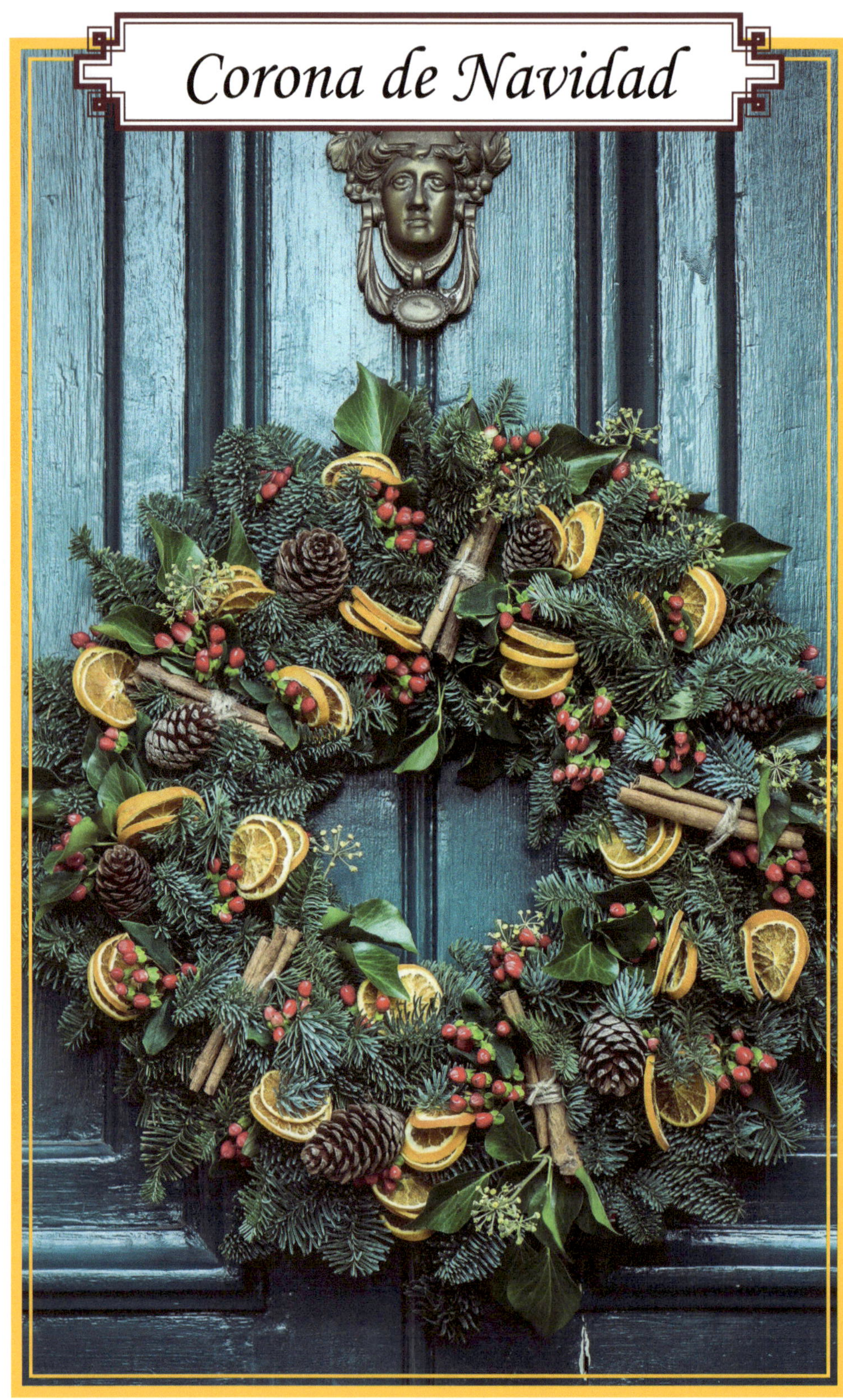

Soldado de Juguete

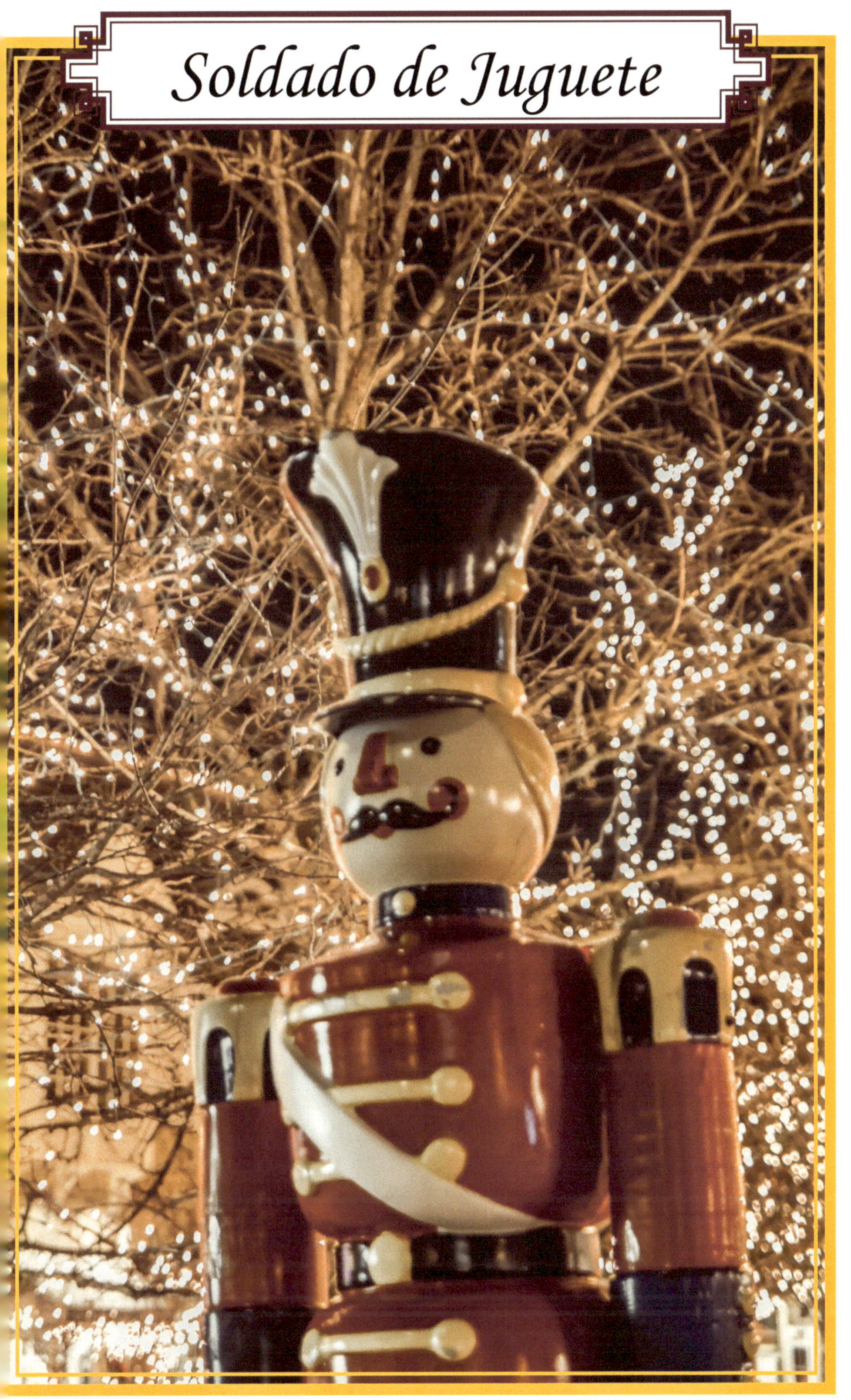

Decorando el Árbol

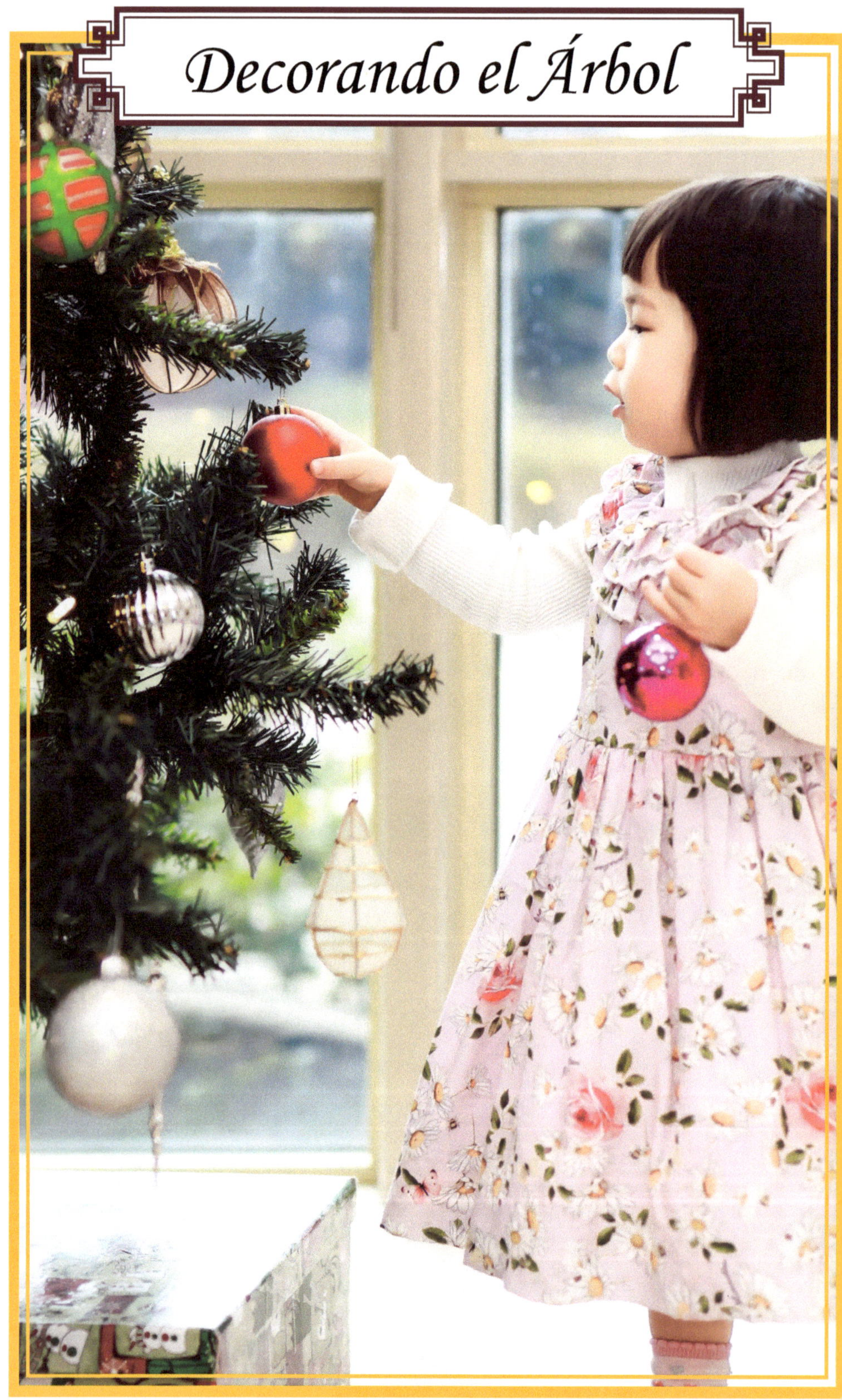

Hermoso Árbol

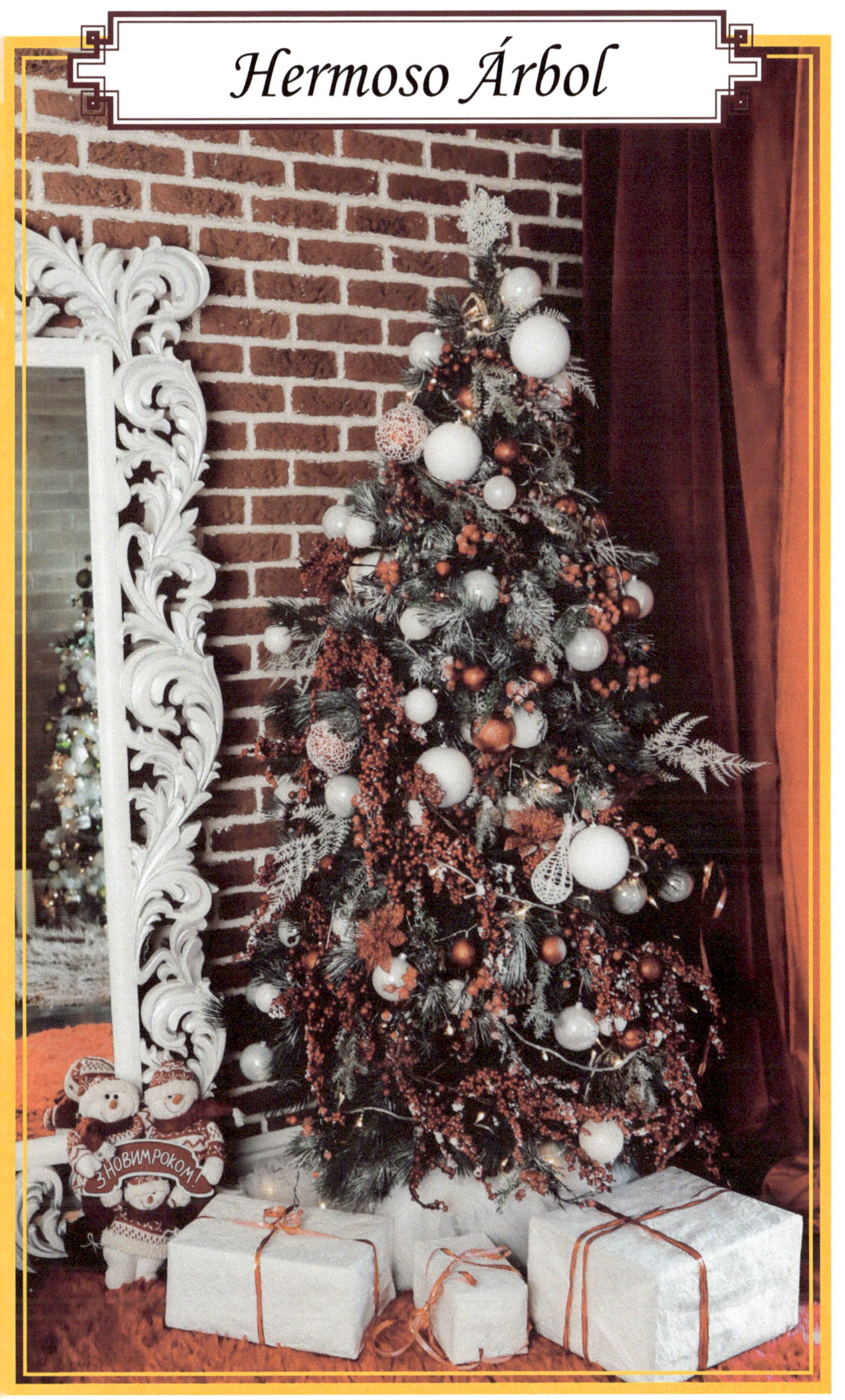

La Primera Navidad

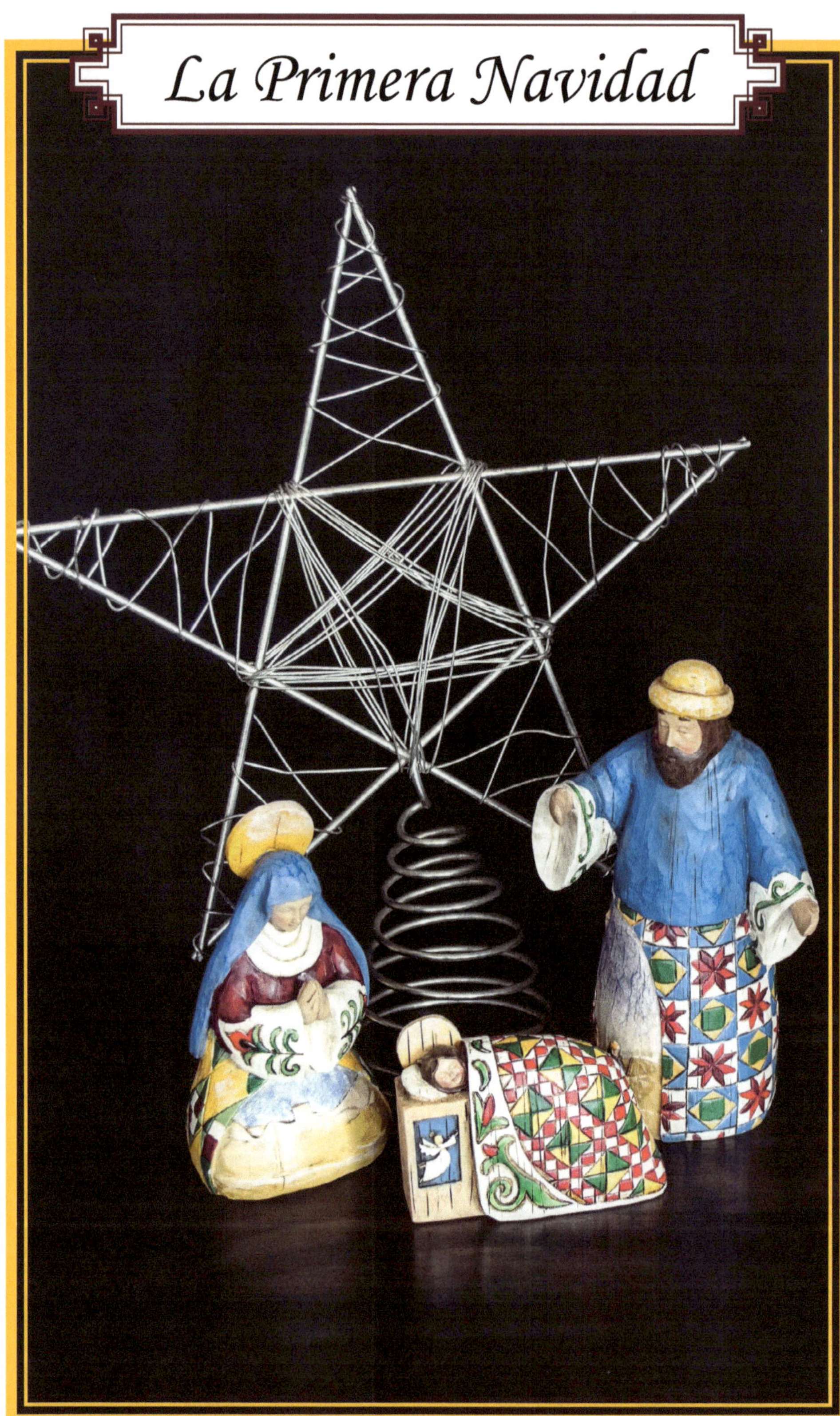

Saludos Navideños

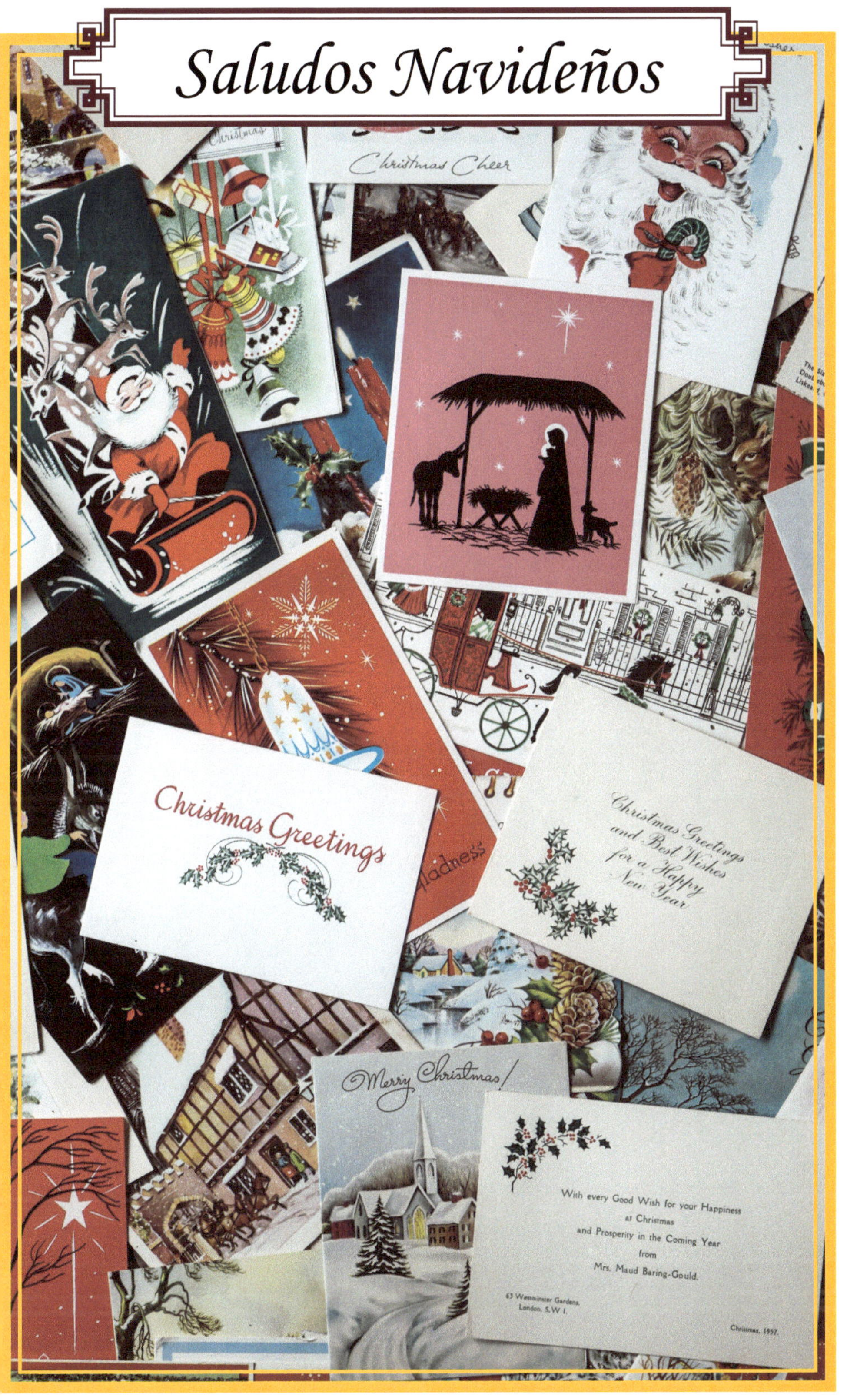

Nochebuena

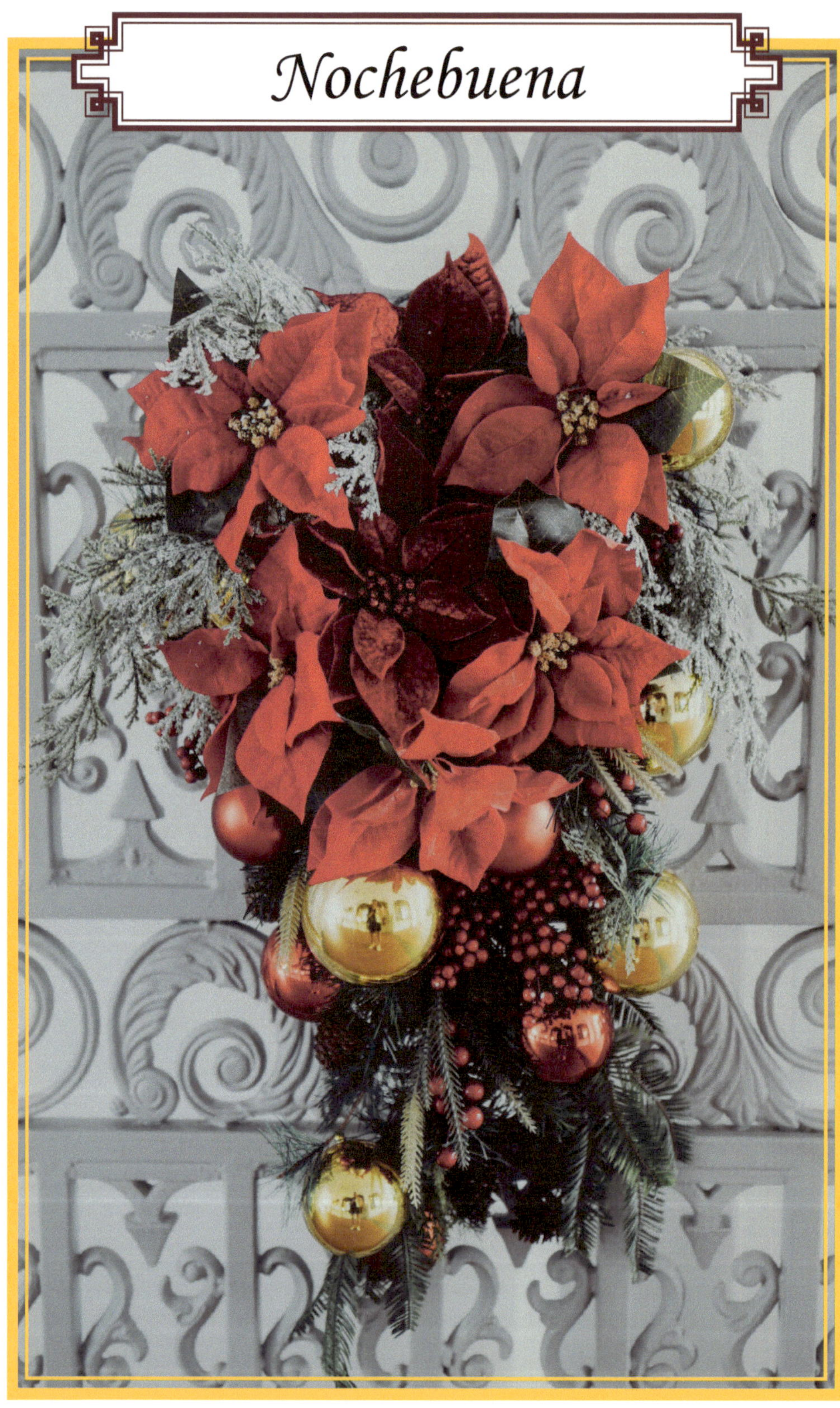

Bastones de Caramelo

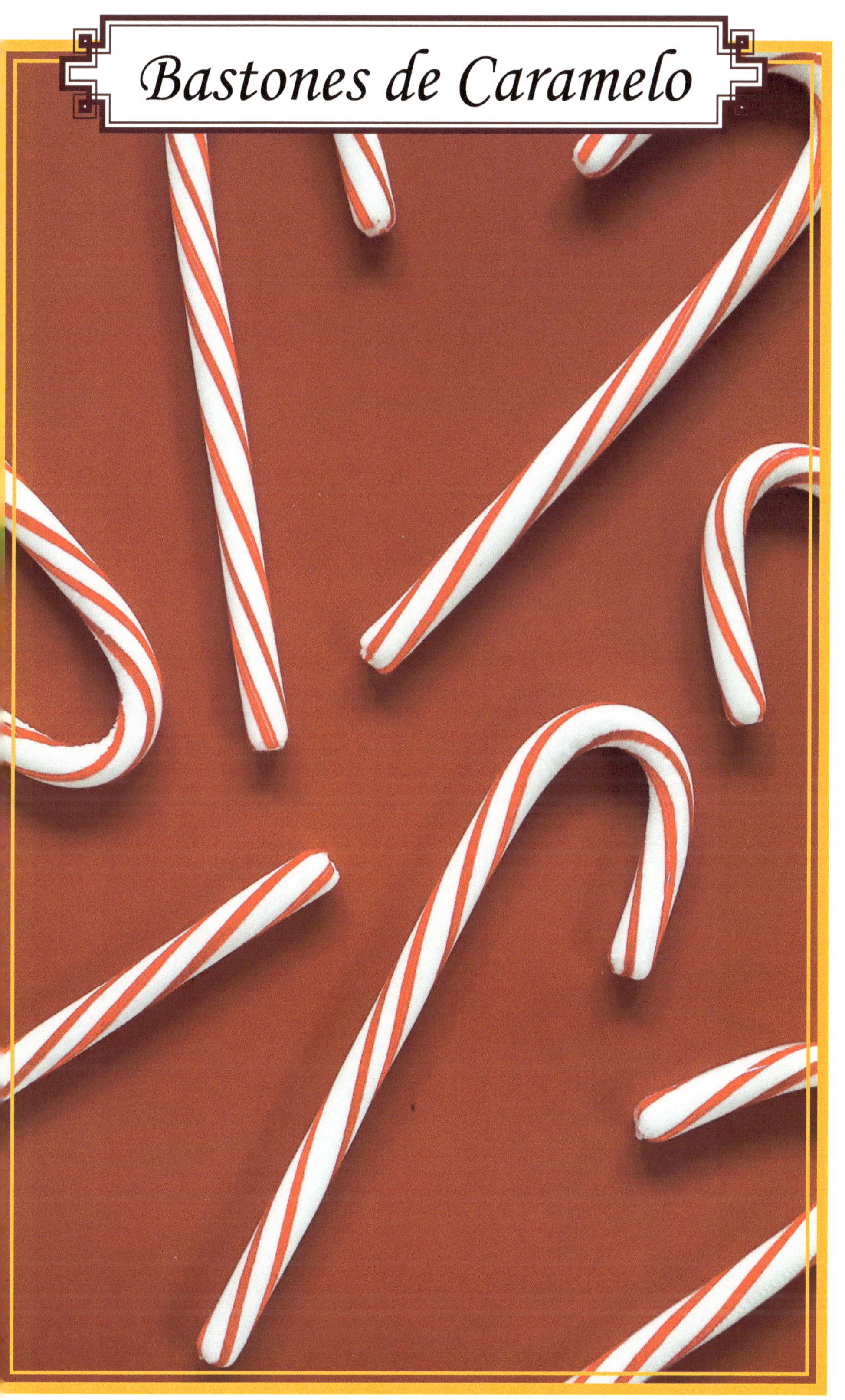

Papá Noel

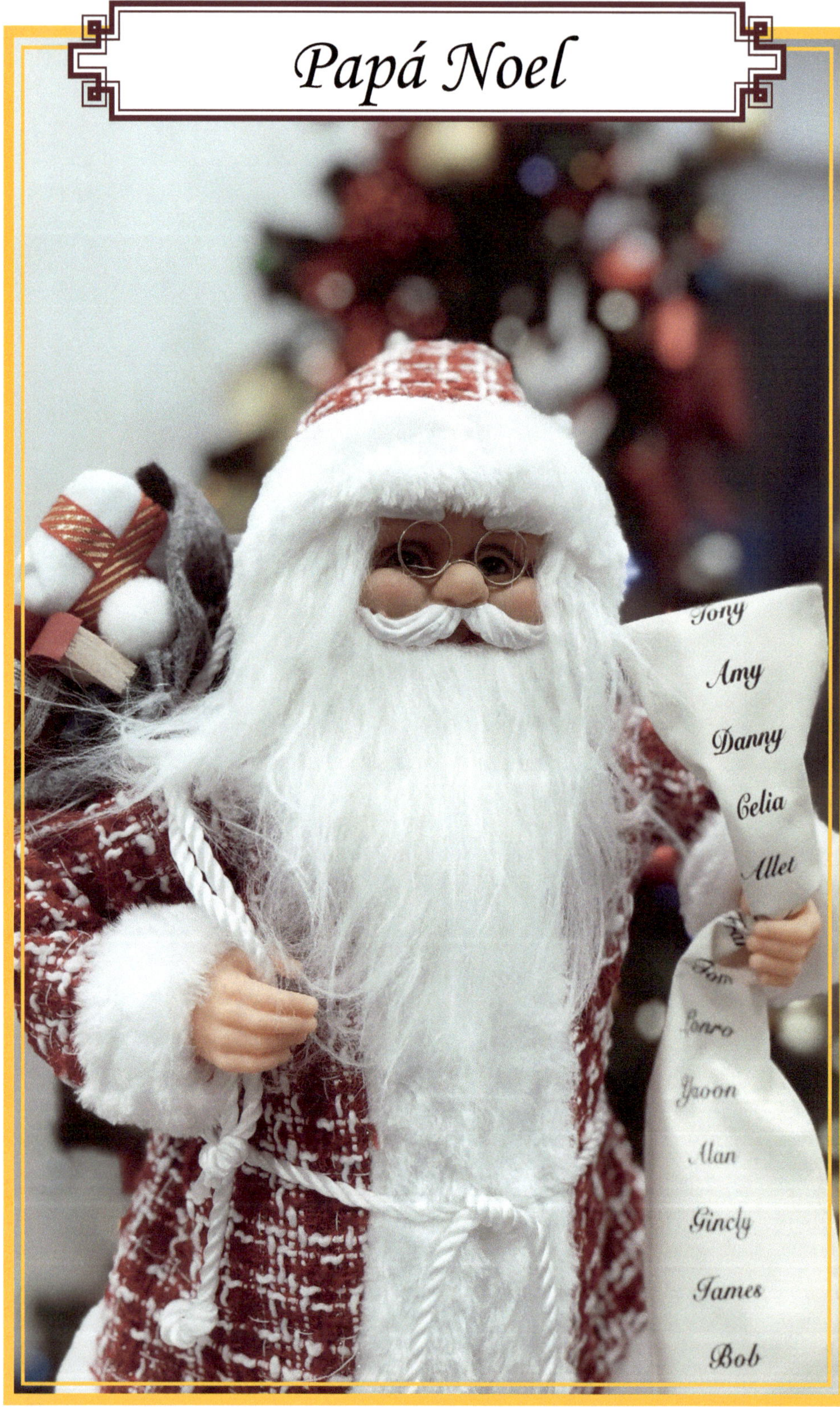

Deliciosas Galletas

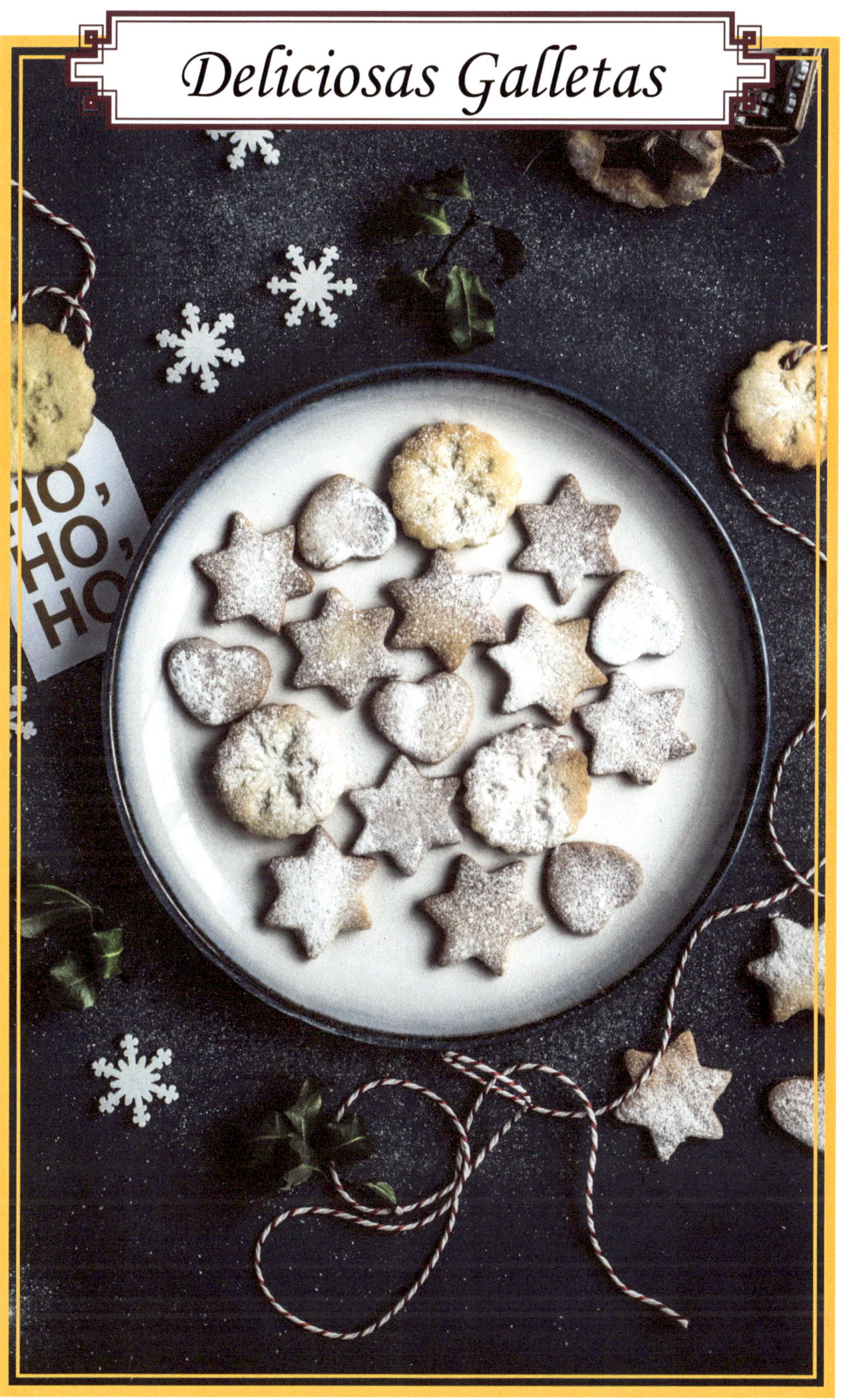

Gatita

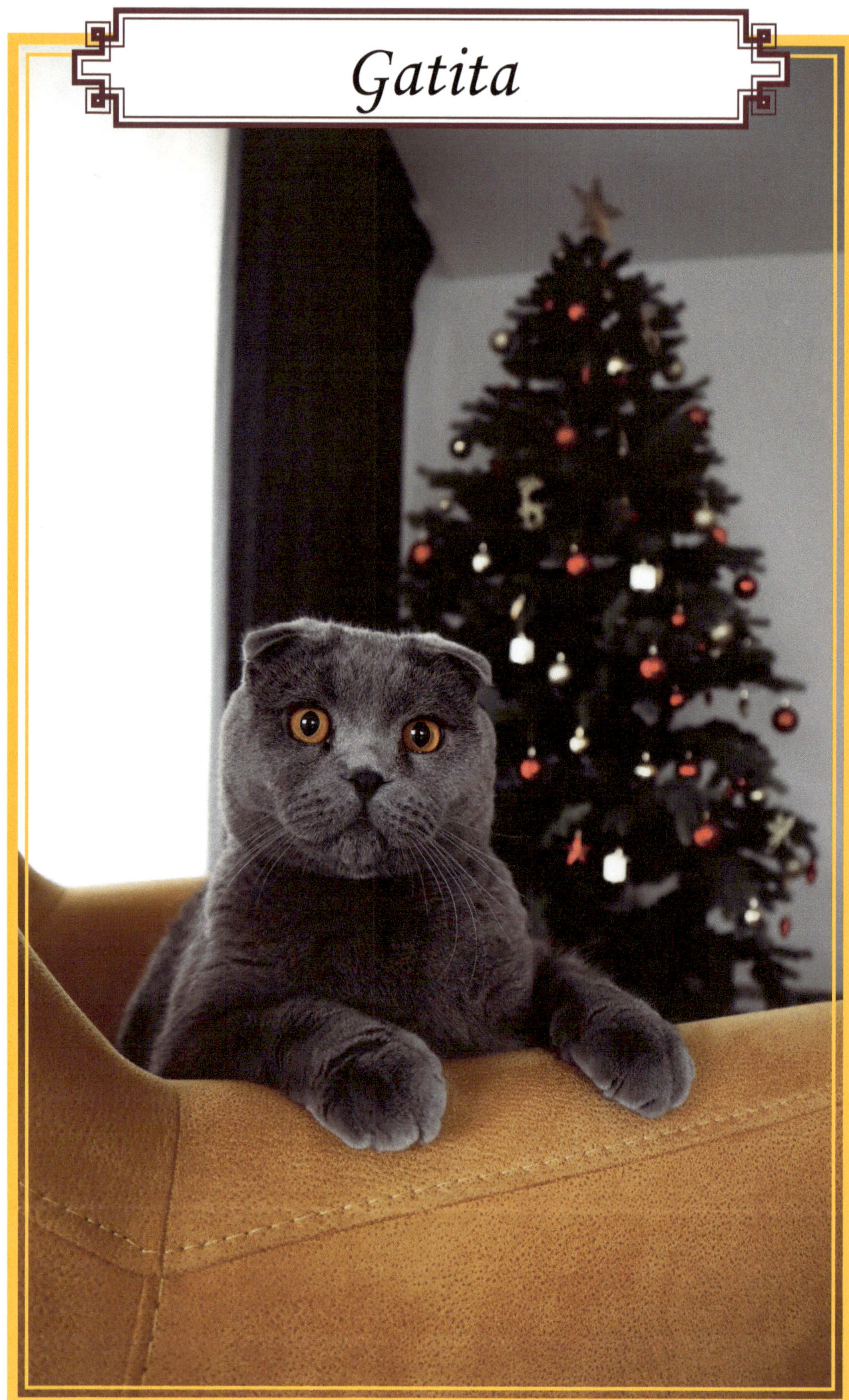

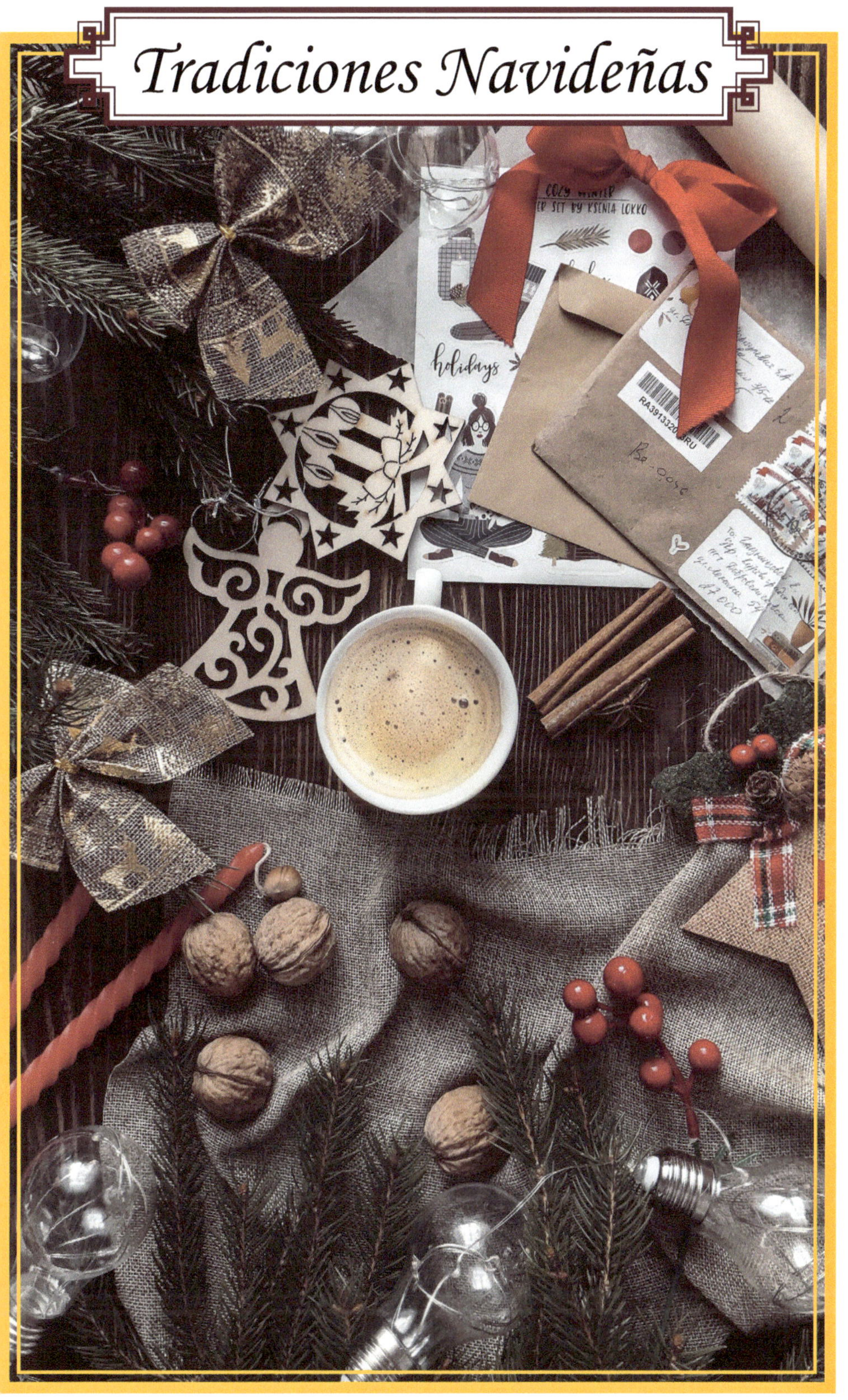
Tradiciones Navideñas

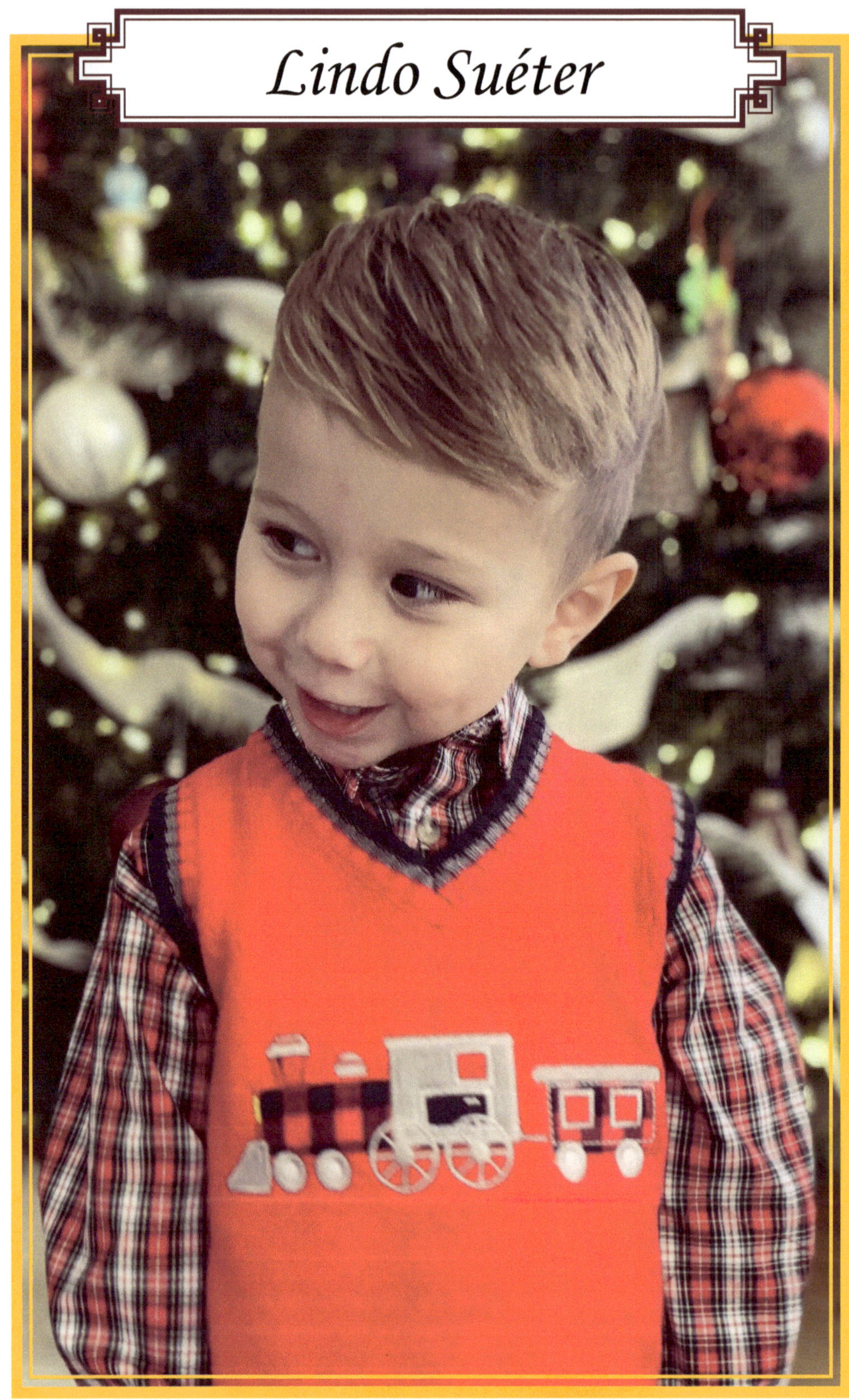
Lindo Suéter

Hombre de Nieve

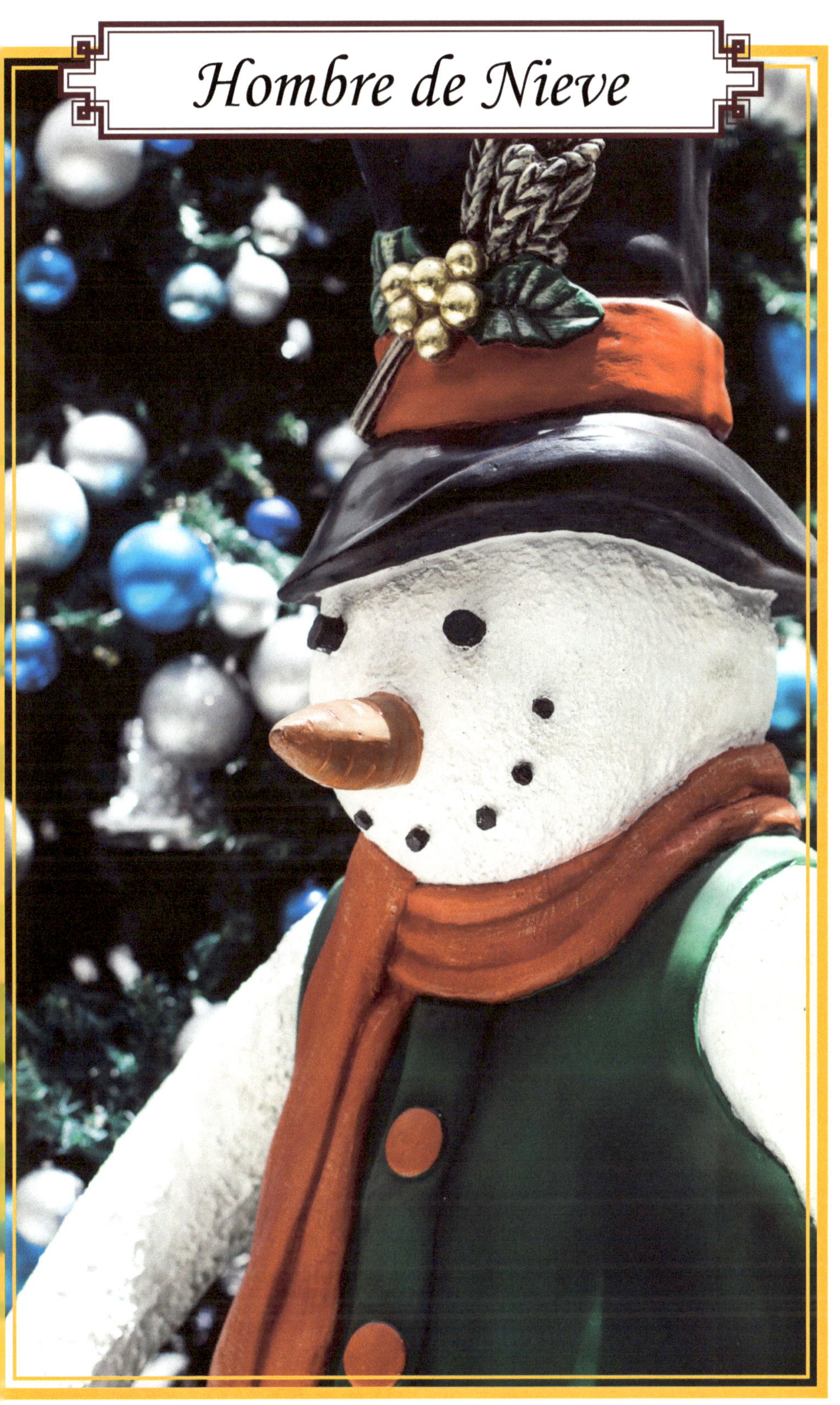

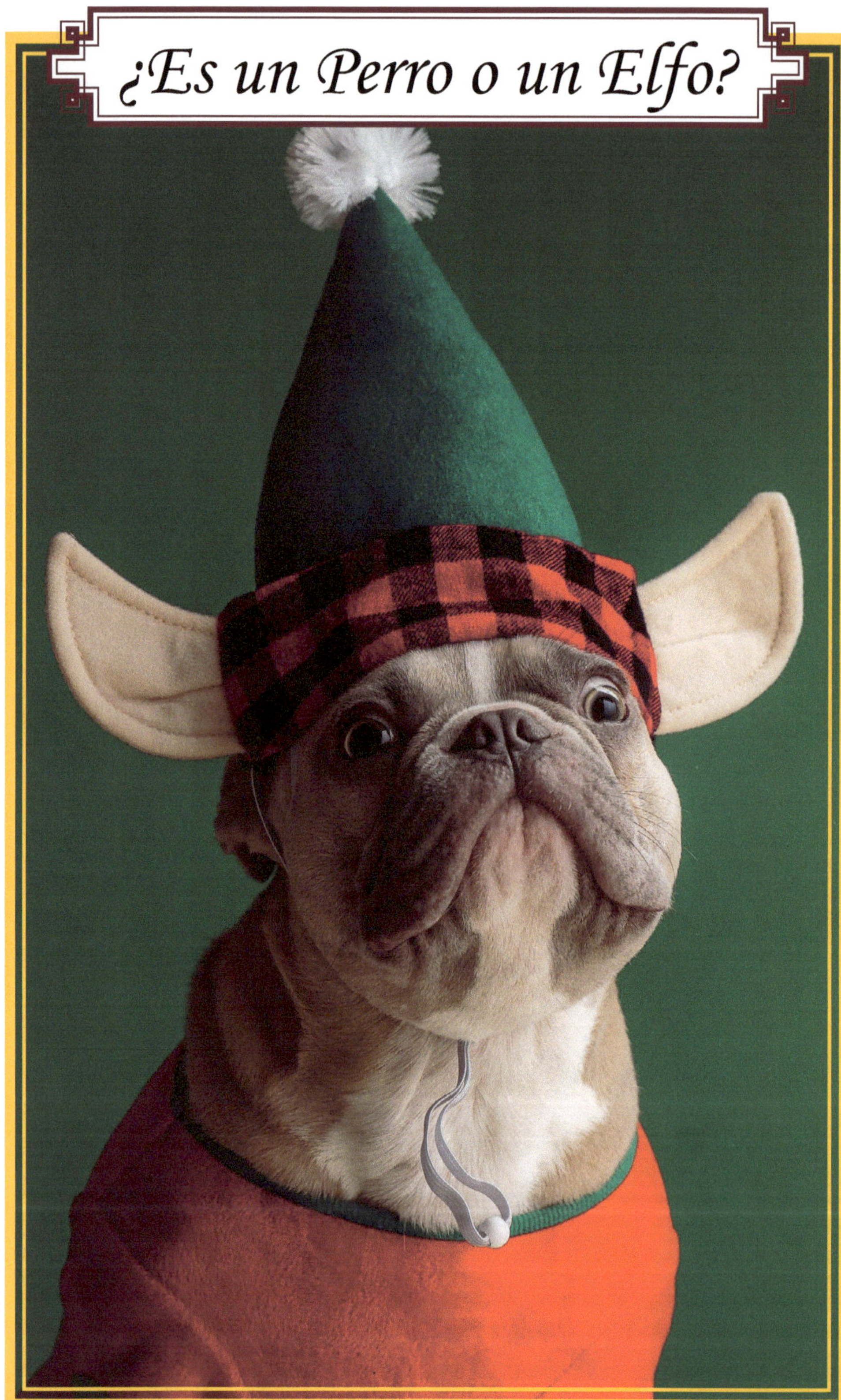
¿Es un Perro o un Elfo?

Rudolfo

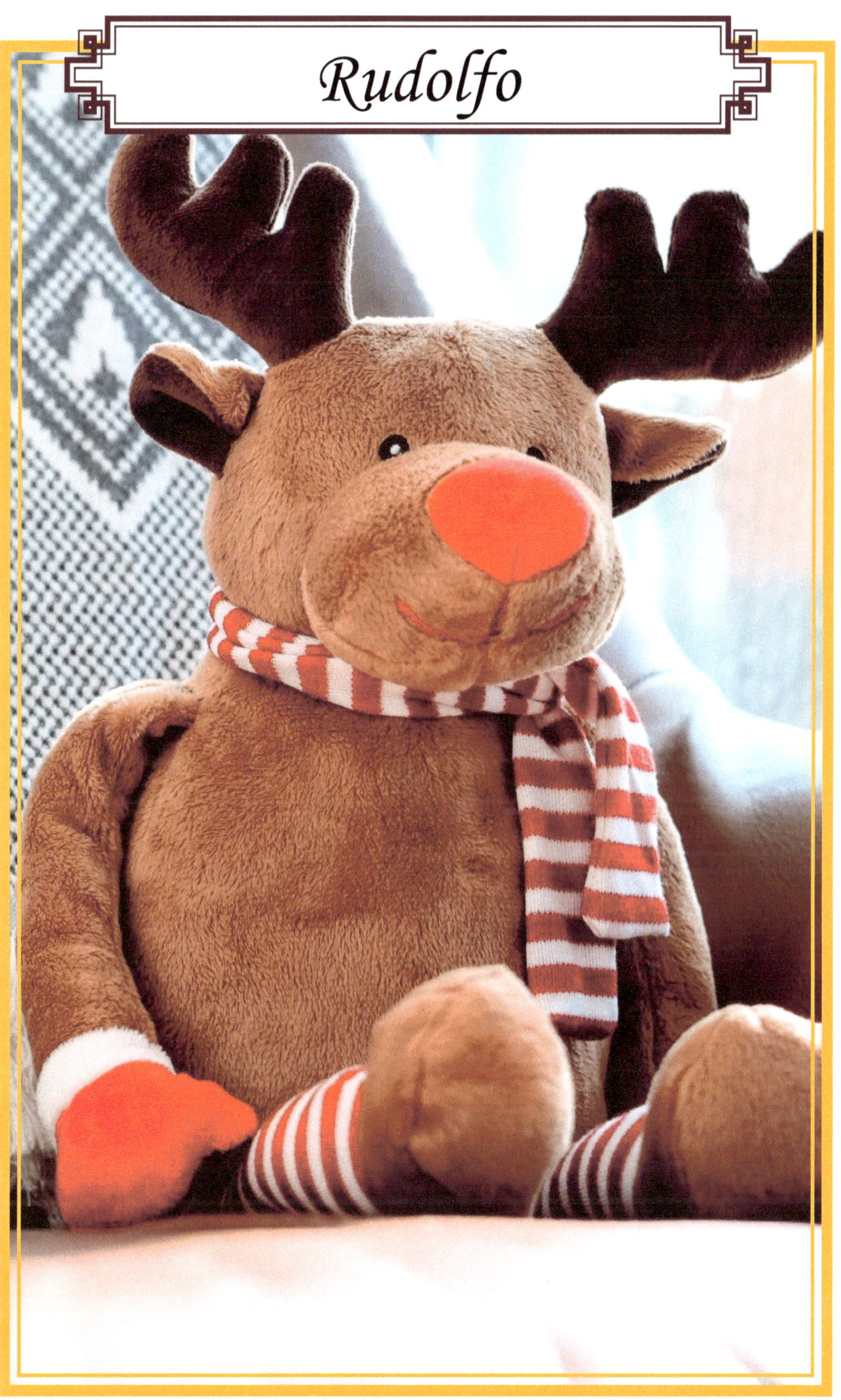

Muñeca

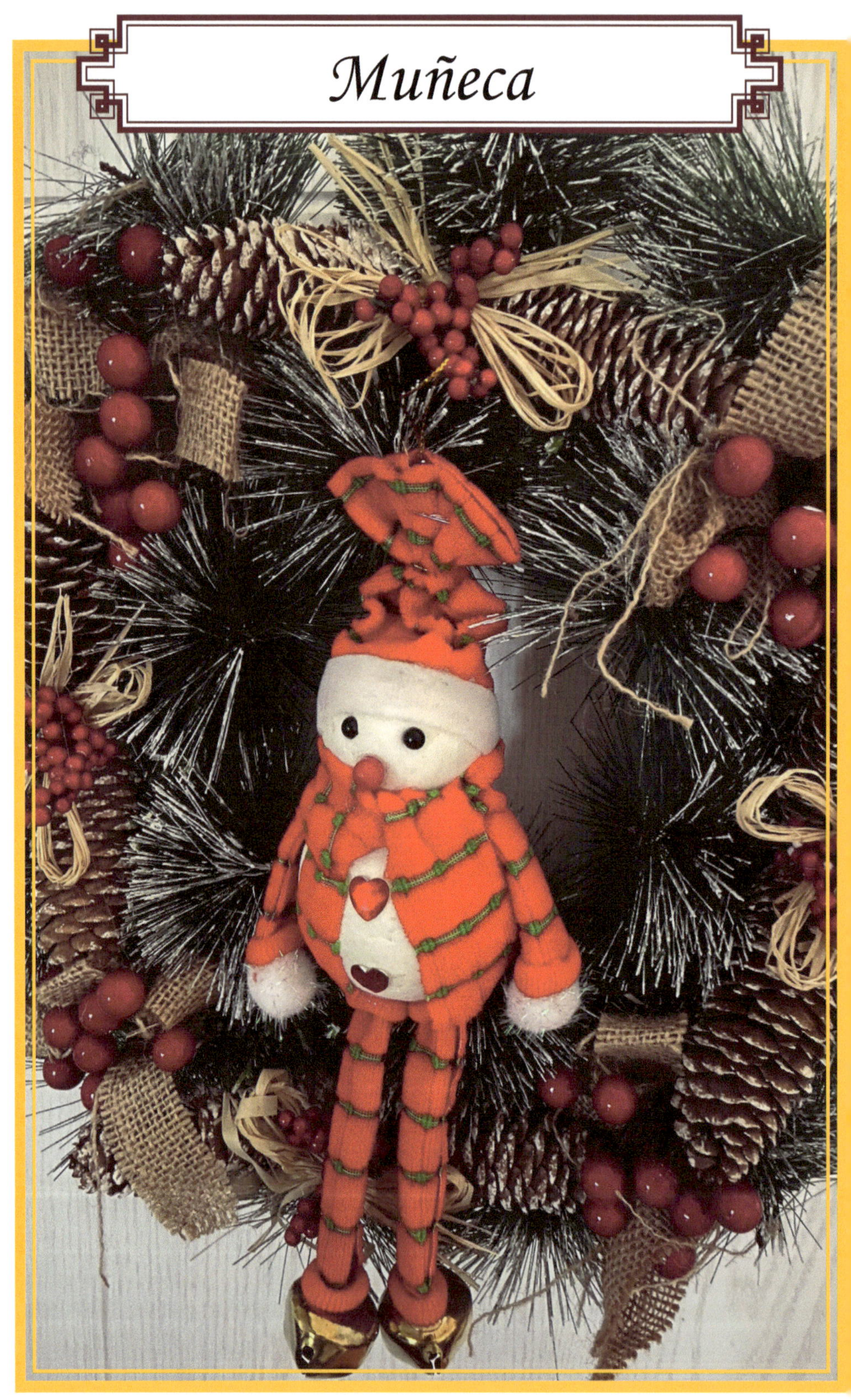

Decoraciones

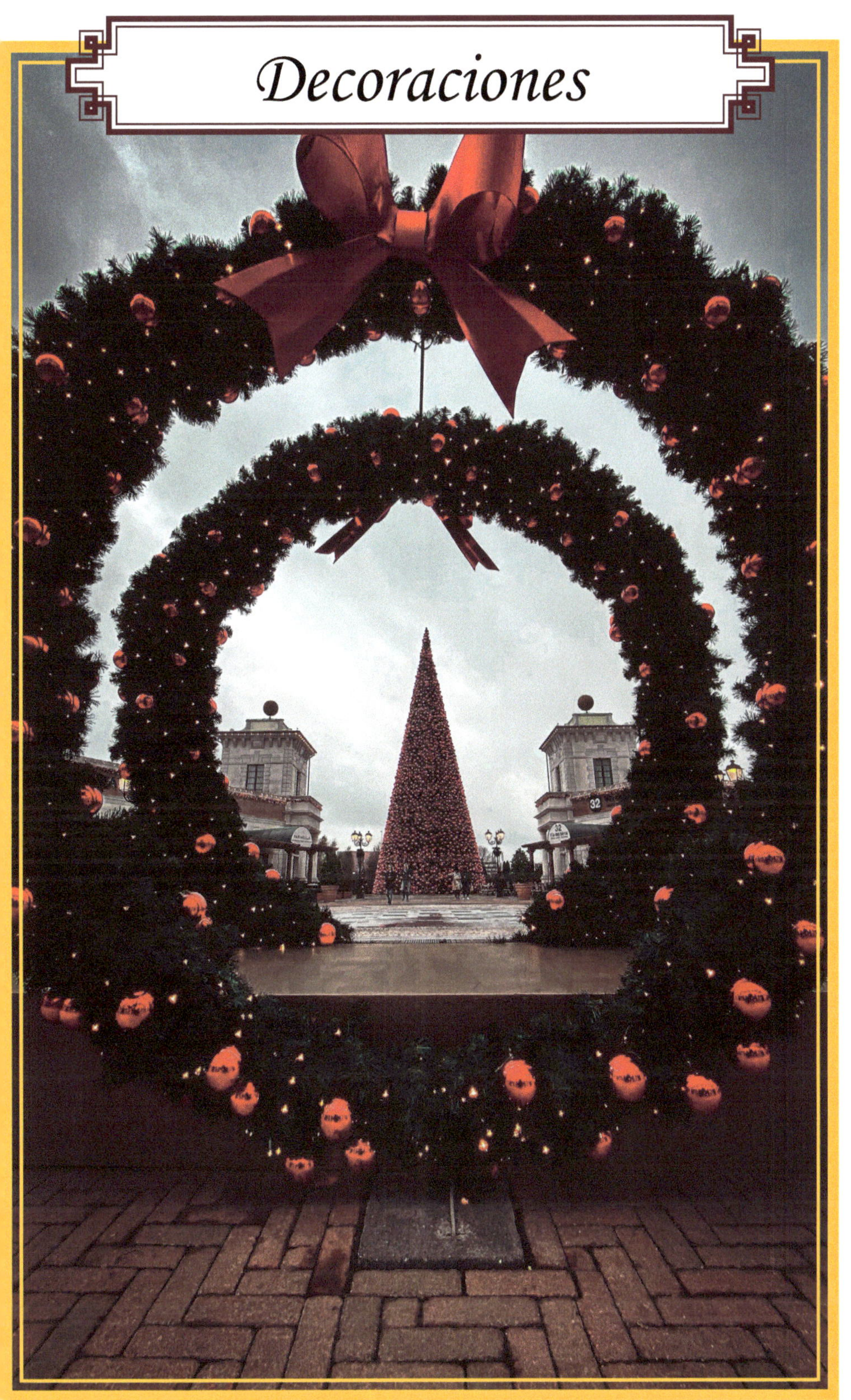

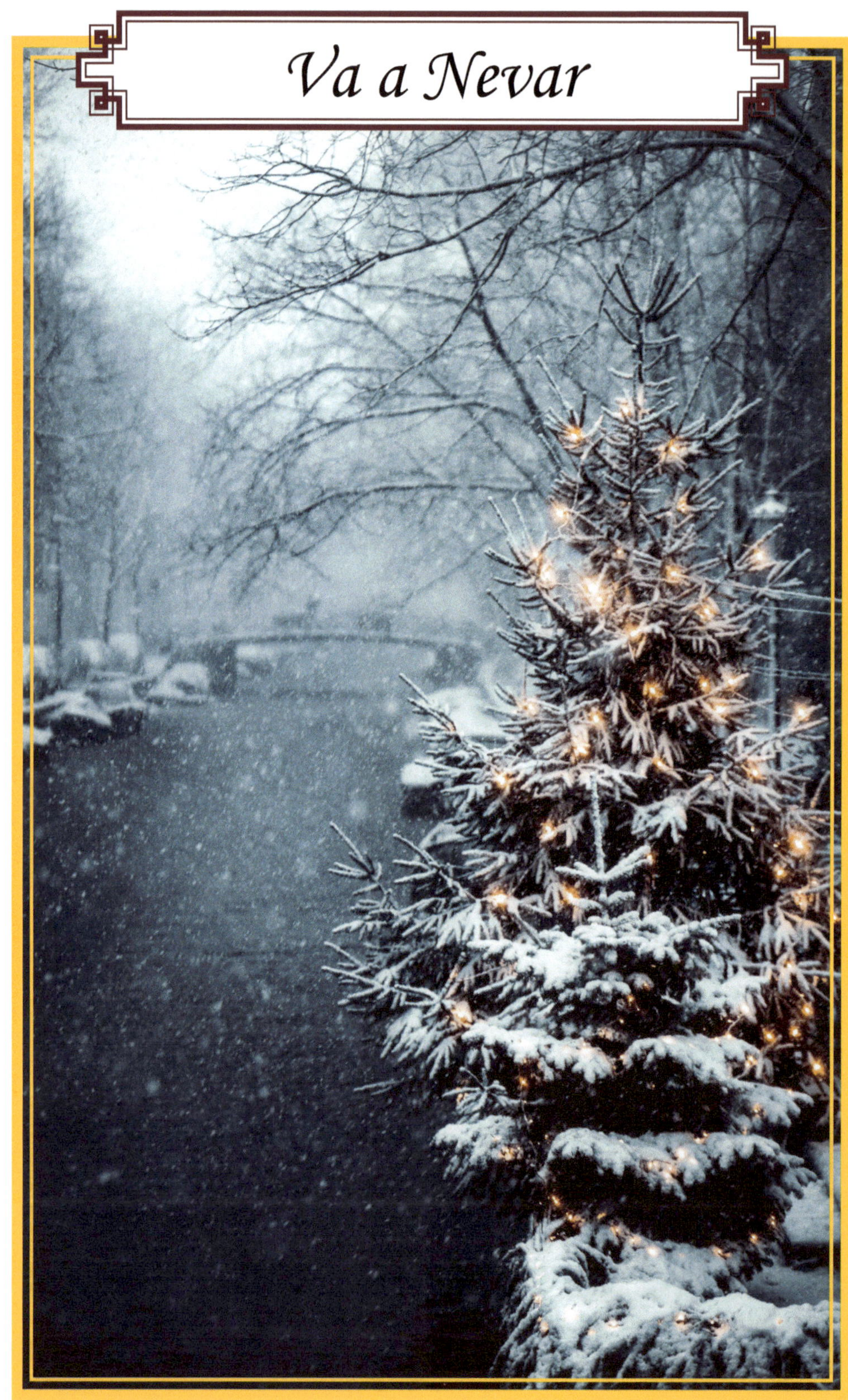
Va a Nevar

Oh Noche Santa

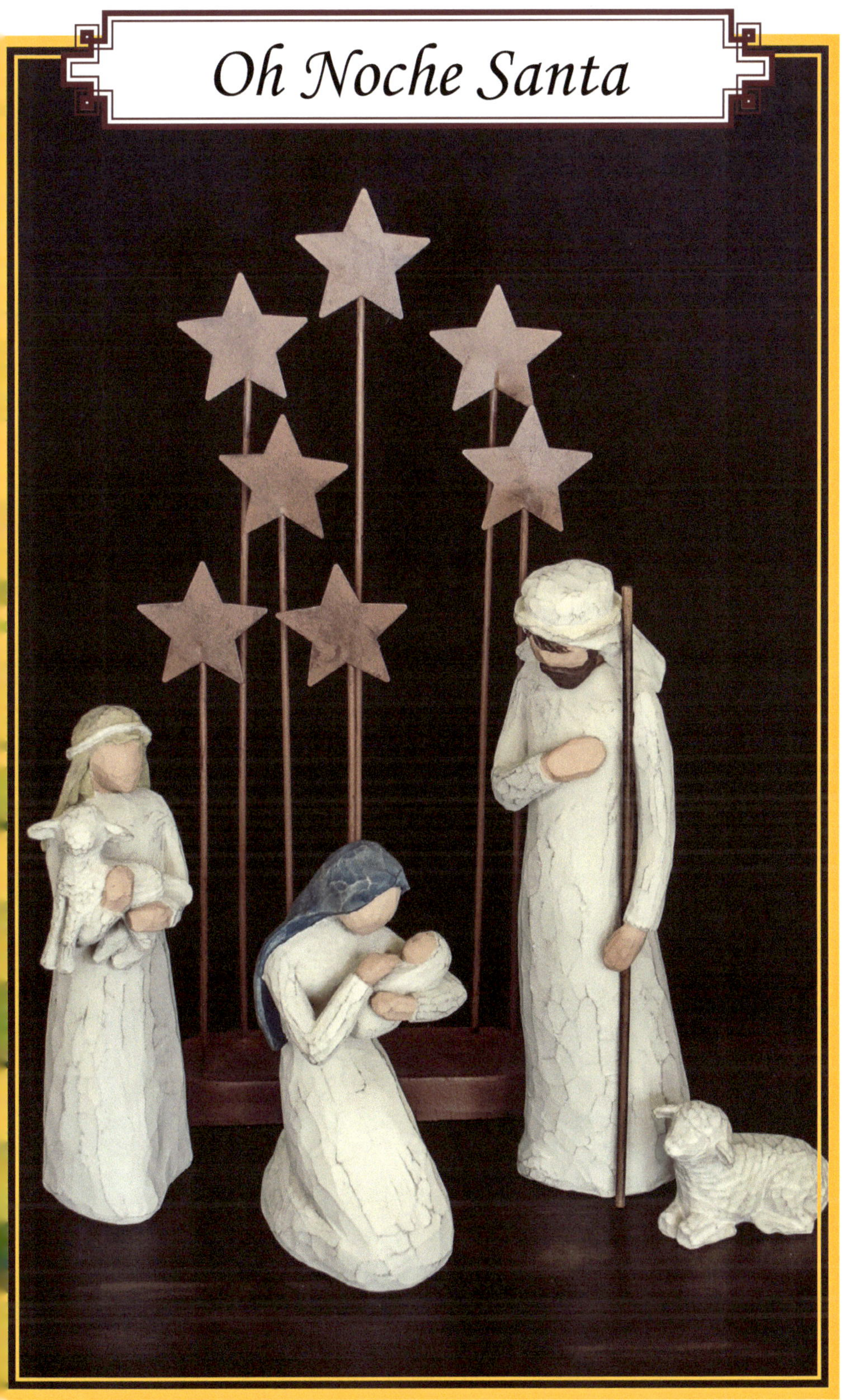

¡Cuantos Regalos!

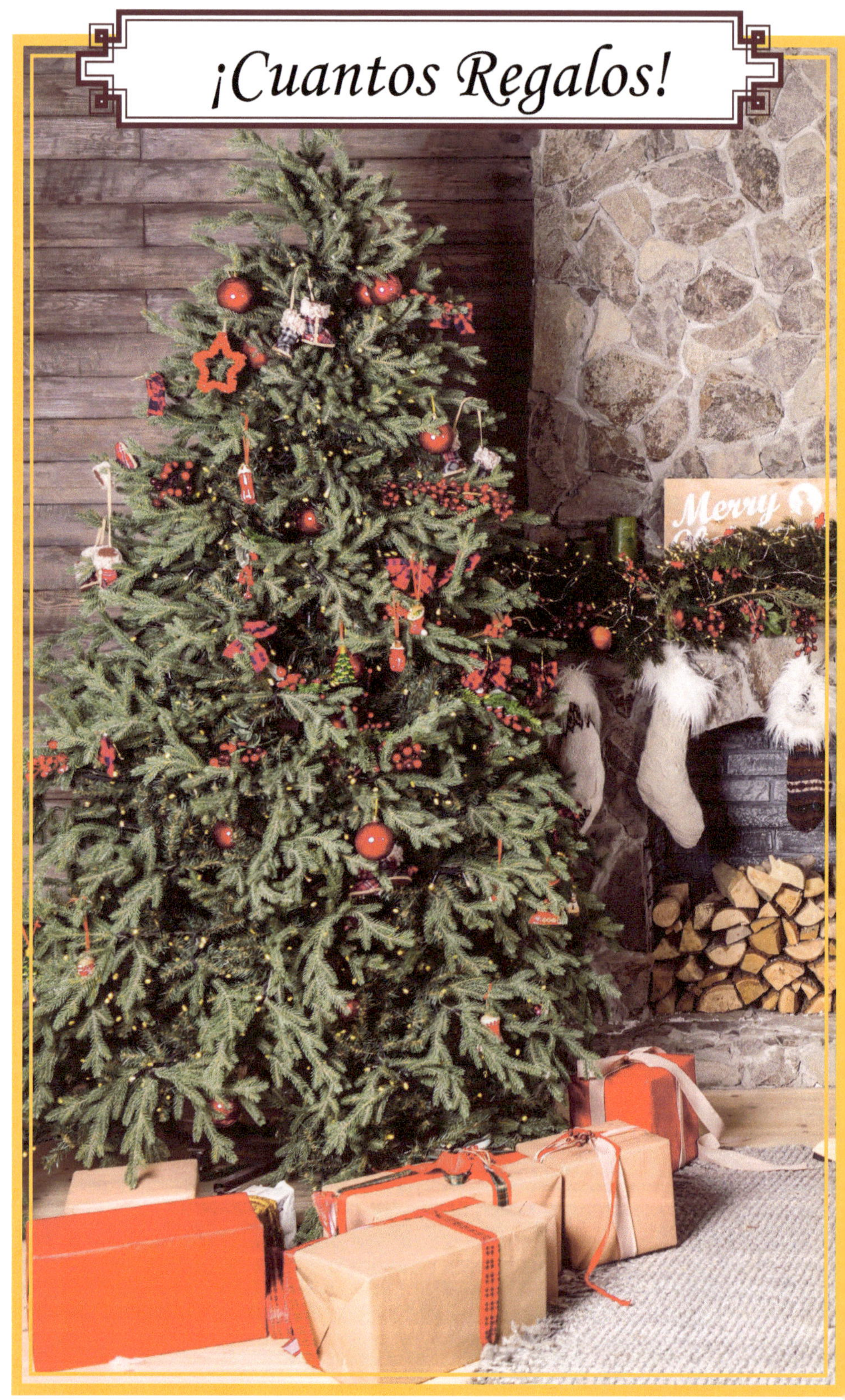

Adornos y Oropel

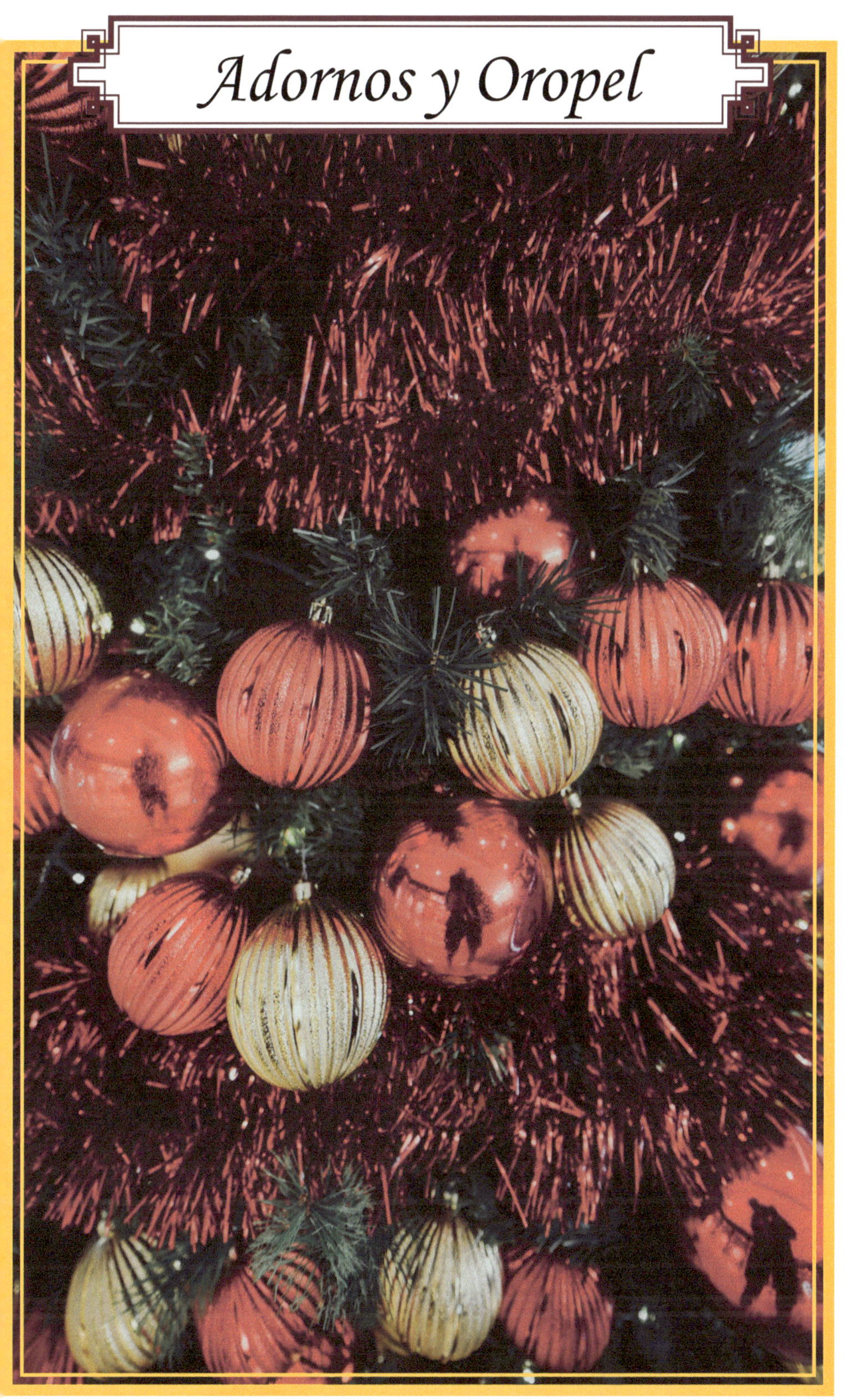

Colores Bonitos

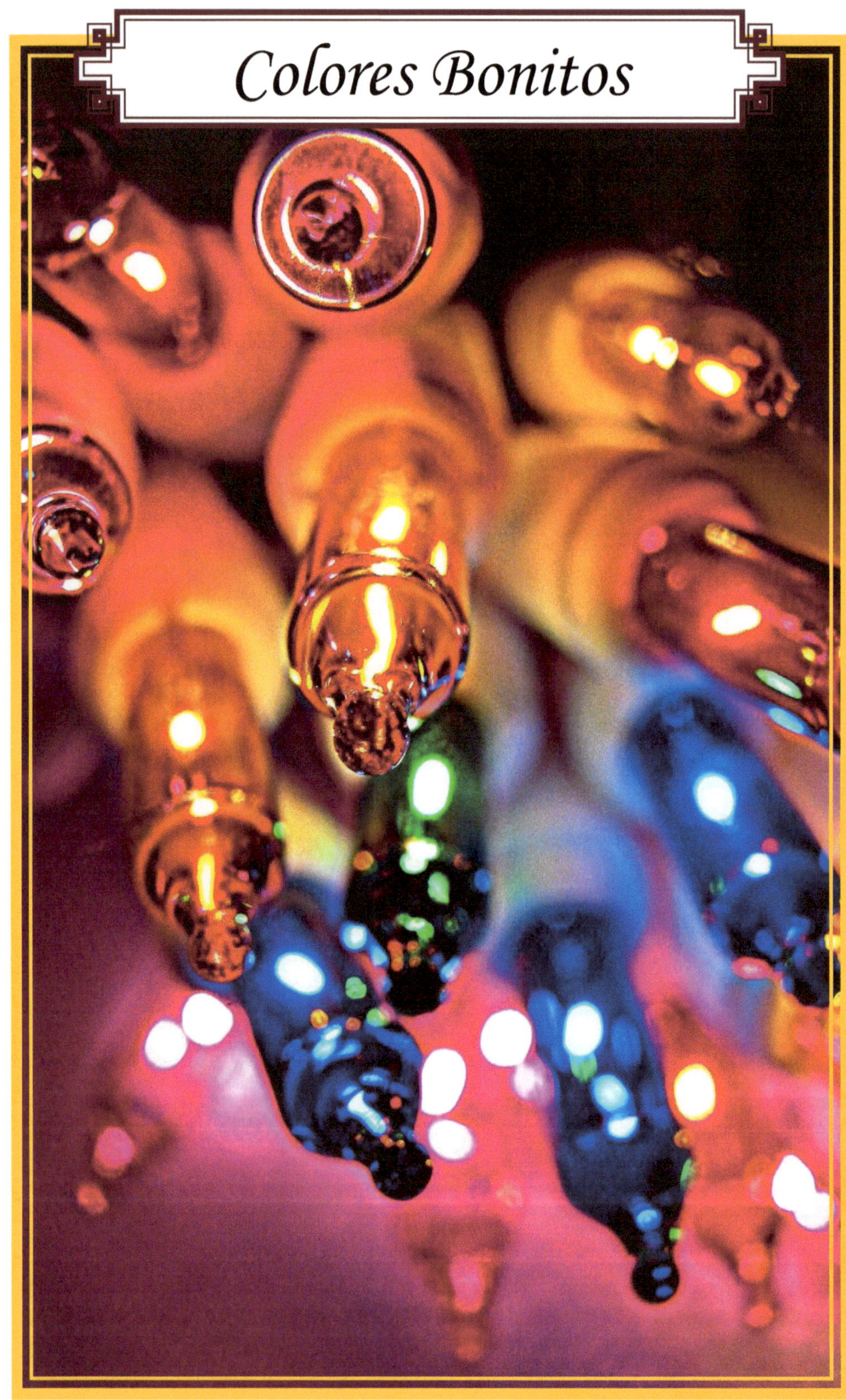

El Cascanueces

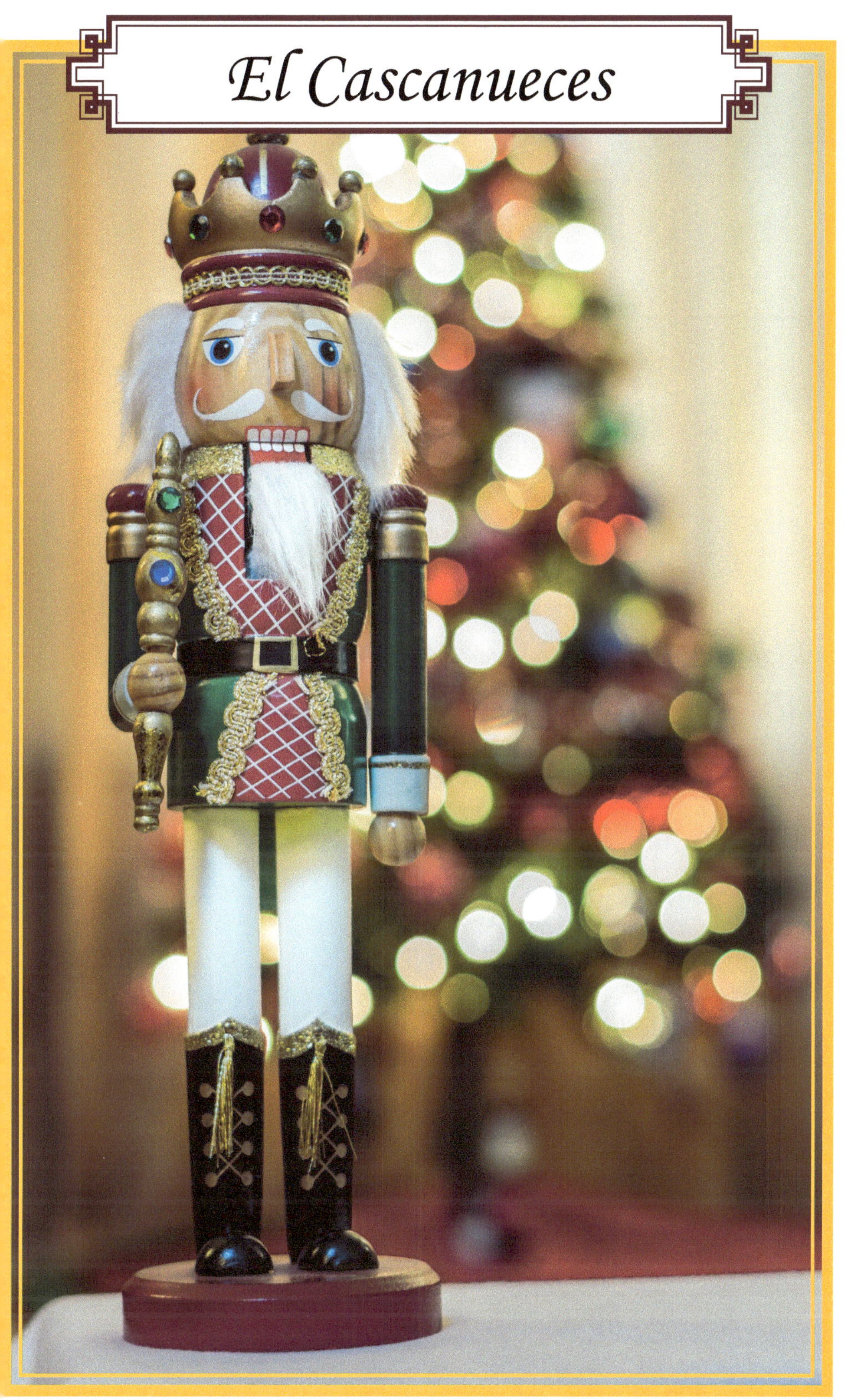

Alegría de la Temporada

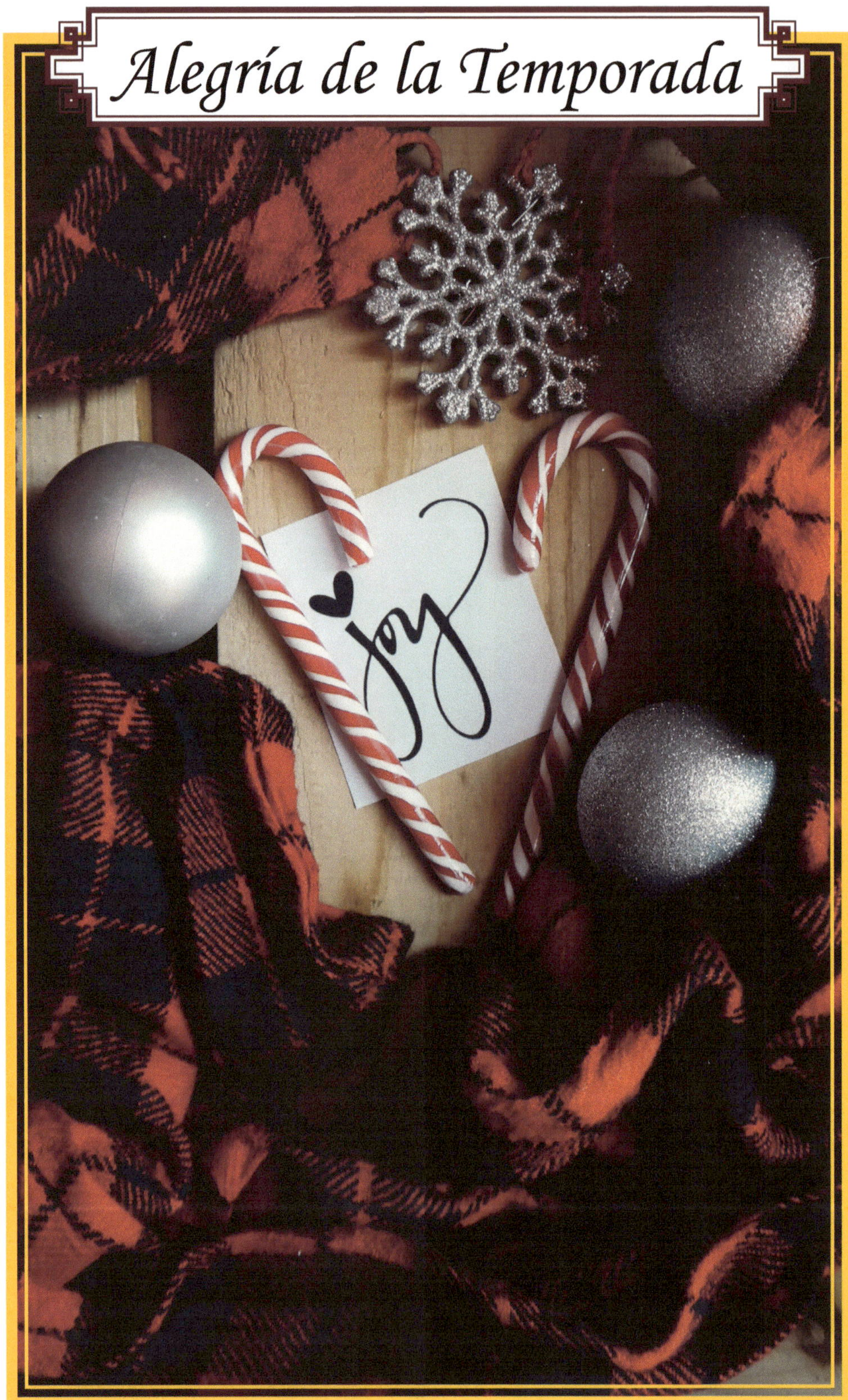
joy

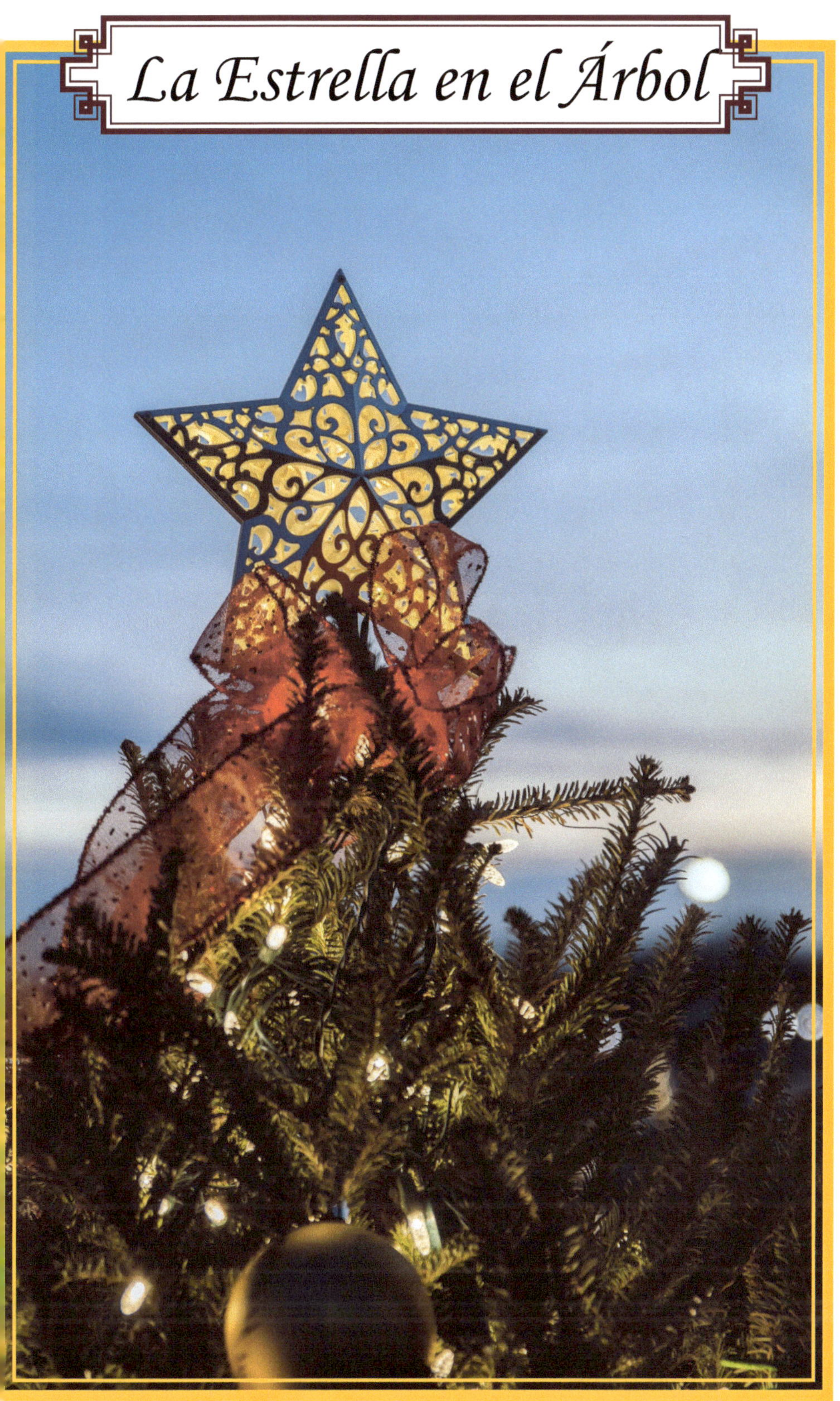

La Estrella en el Árbol

Castañas Calientes

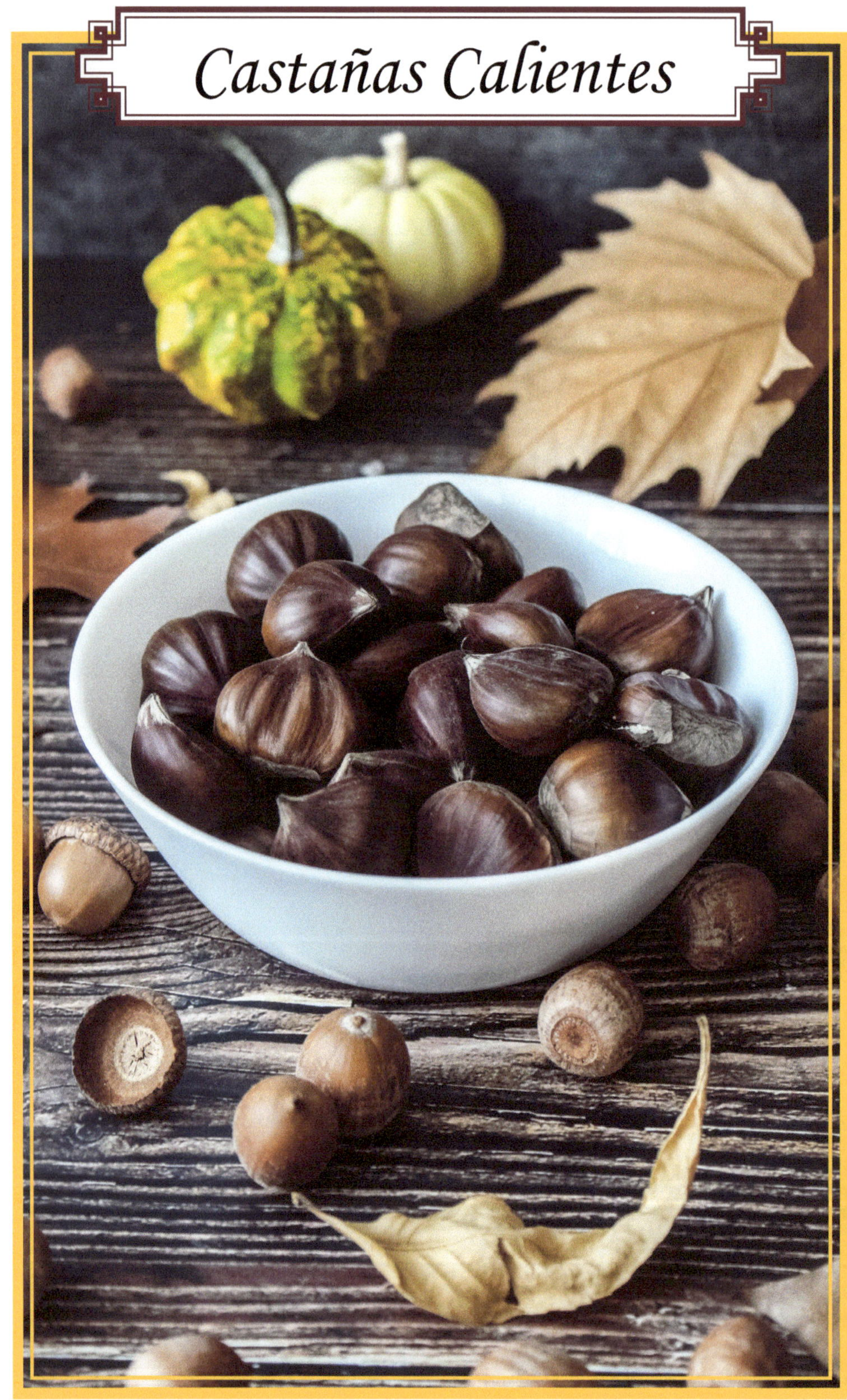

Temporada de Dar

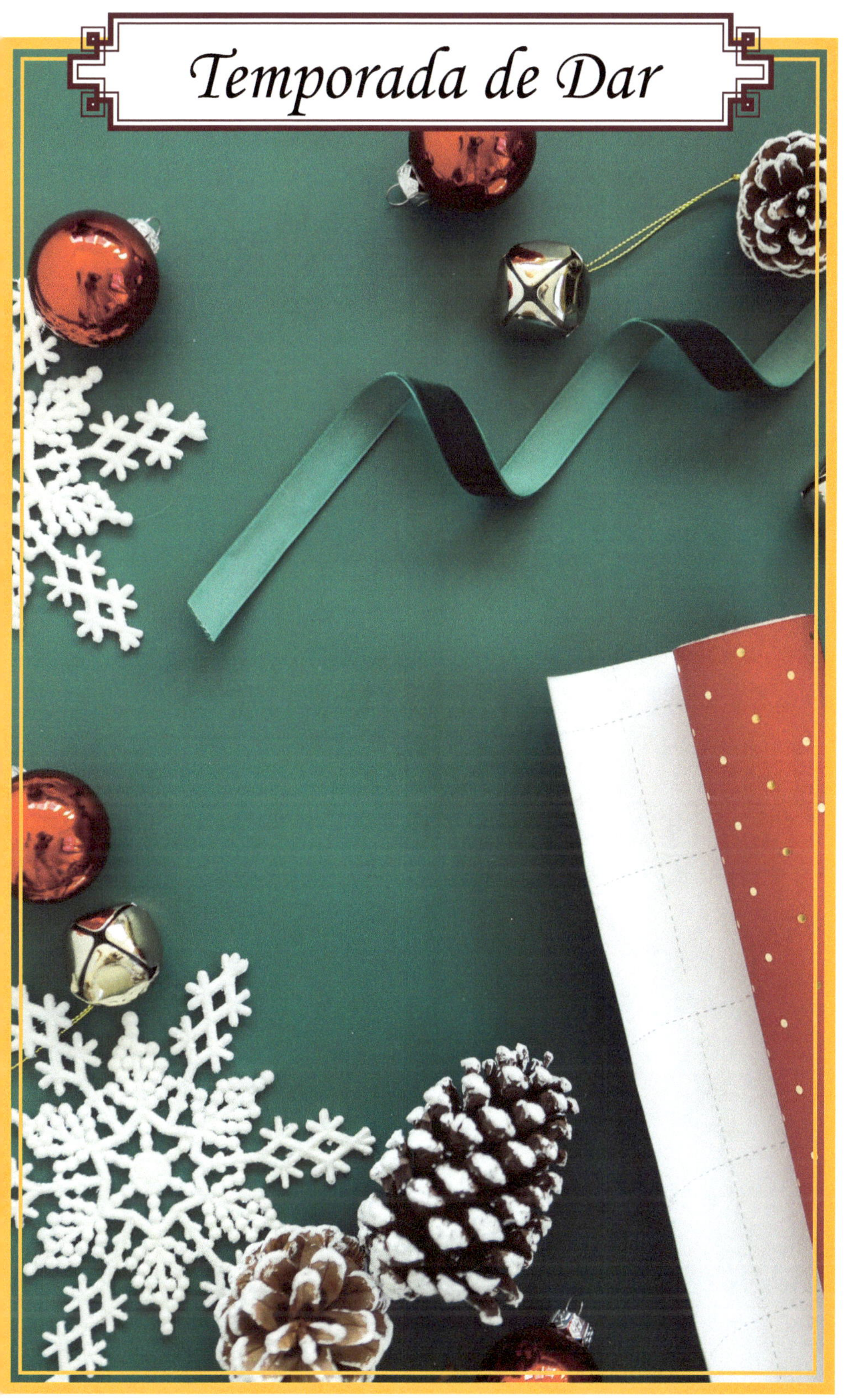

Reno

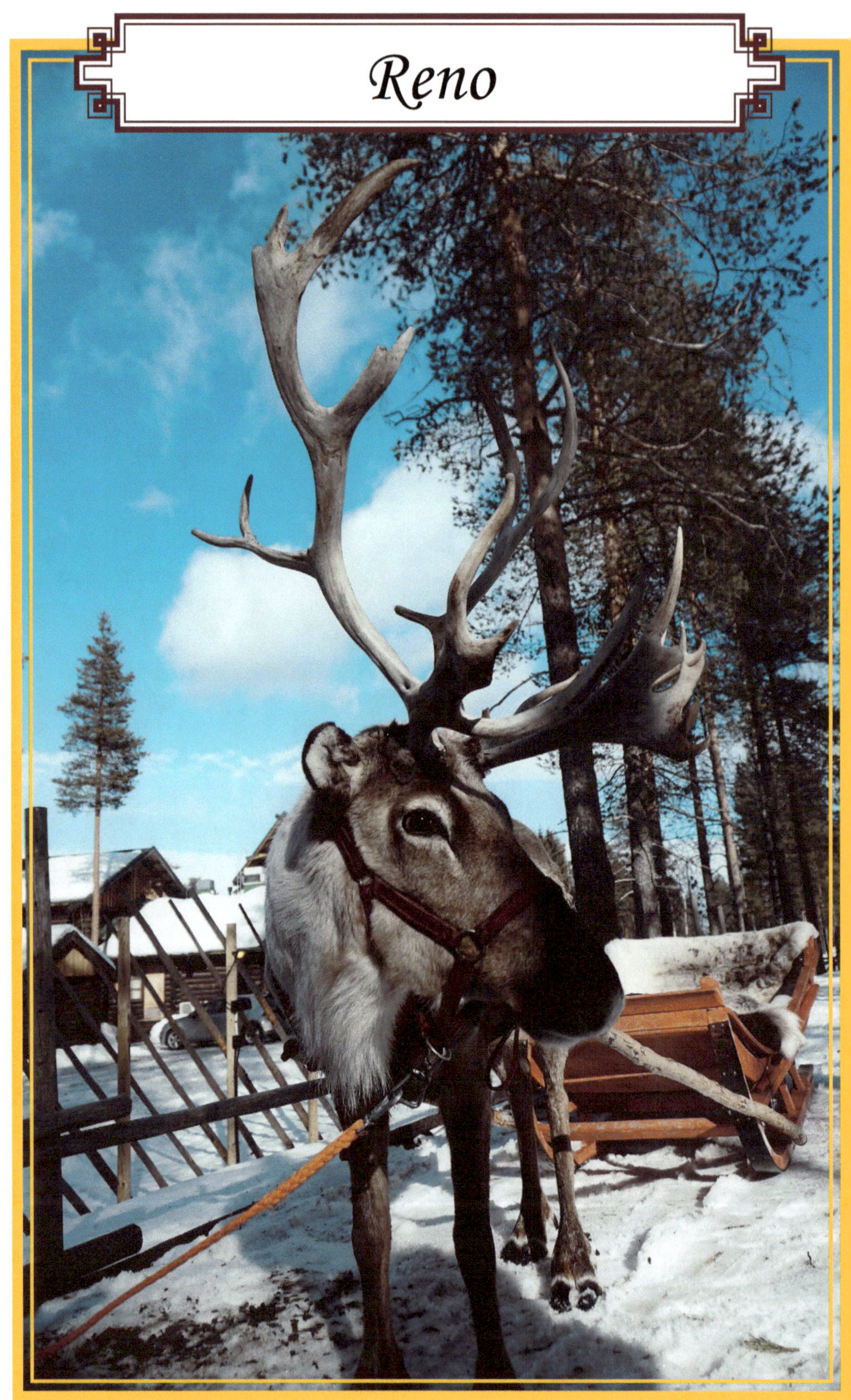

Oh Árbol de Navidad

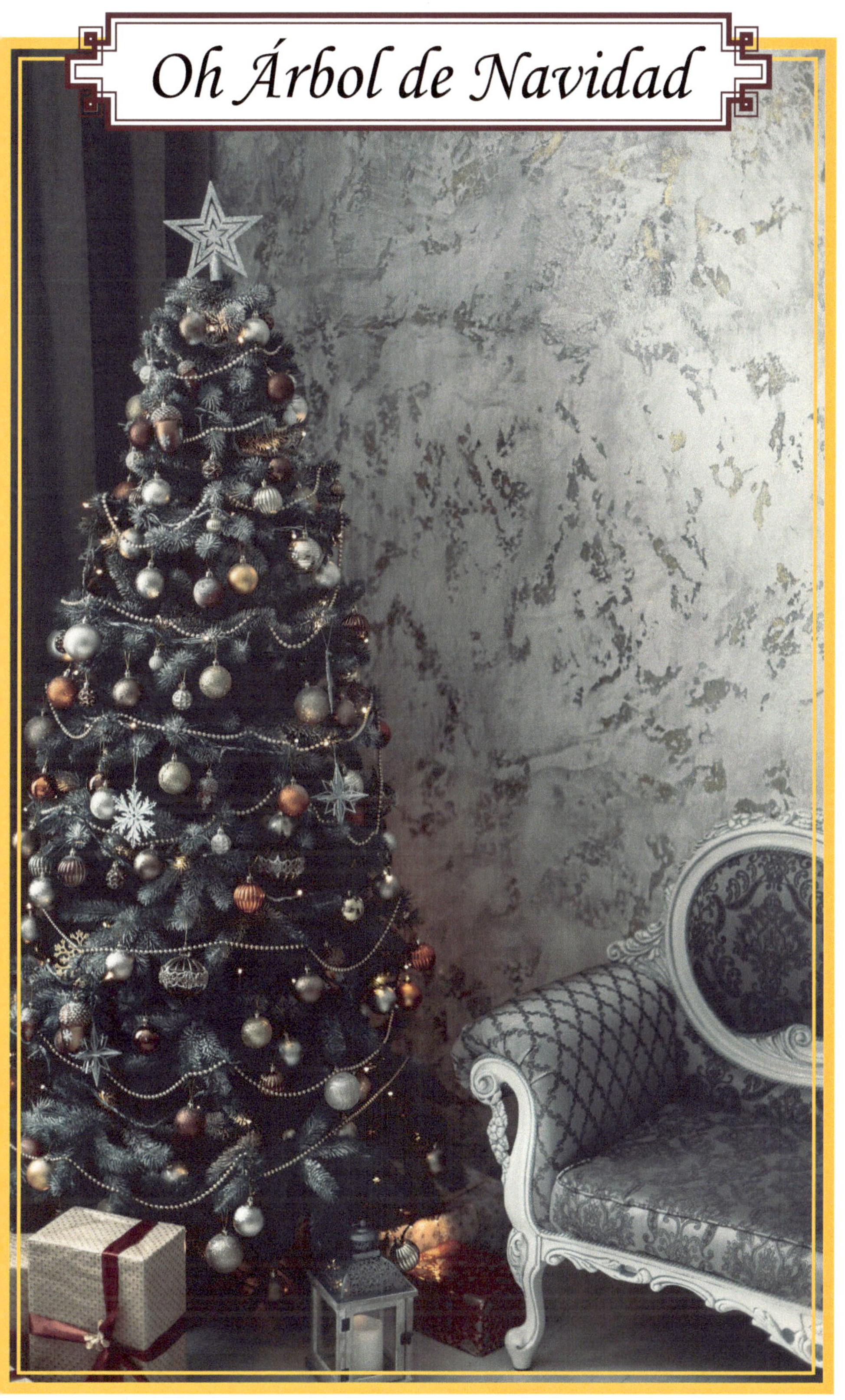

Medias Navideñas

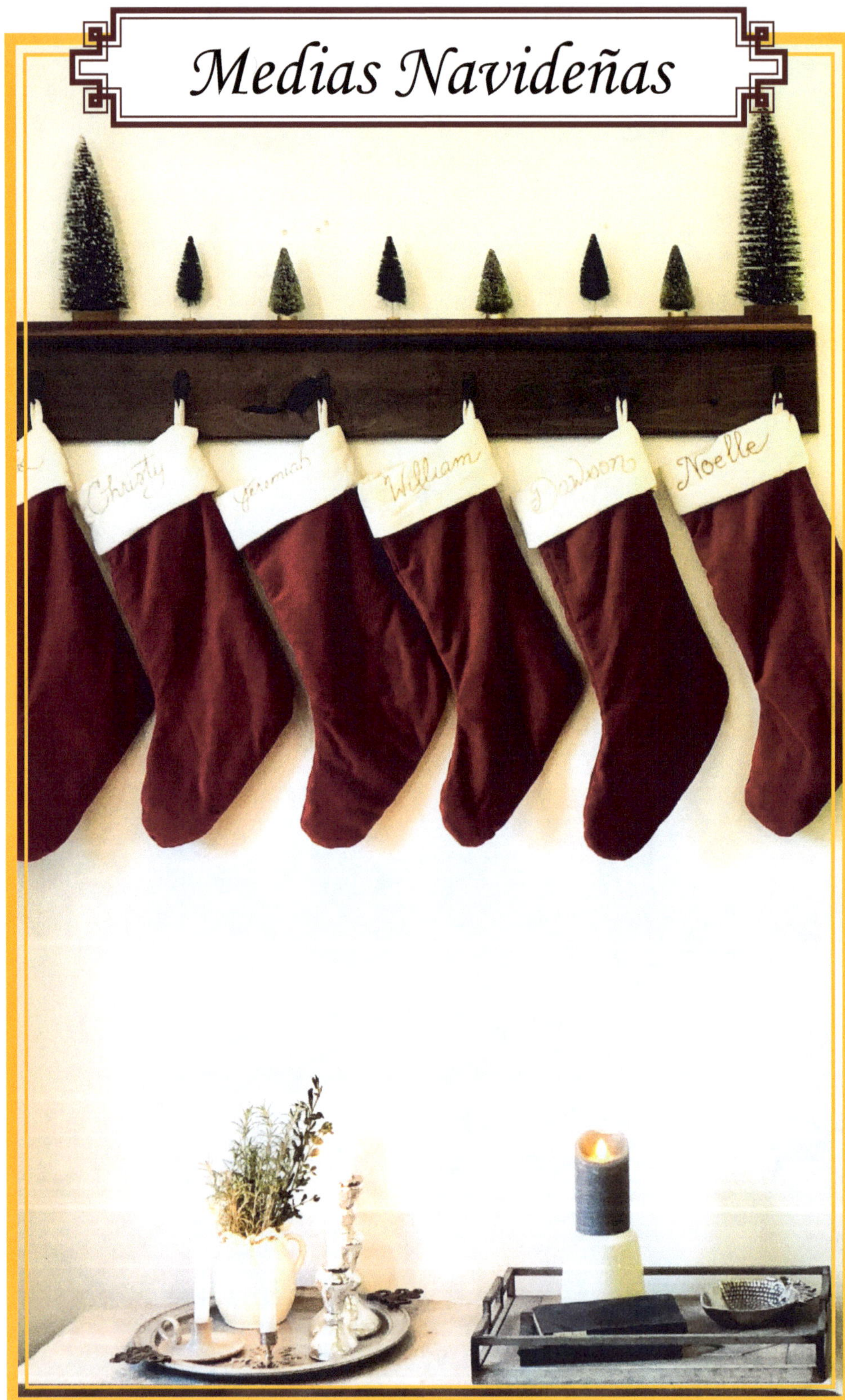

Pan de Jengibre

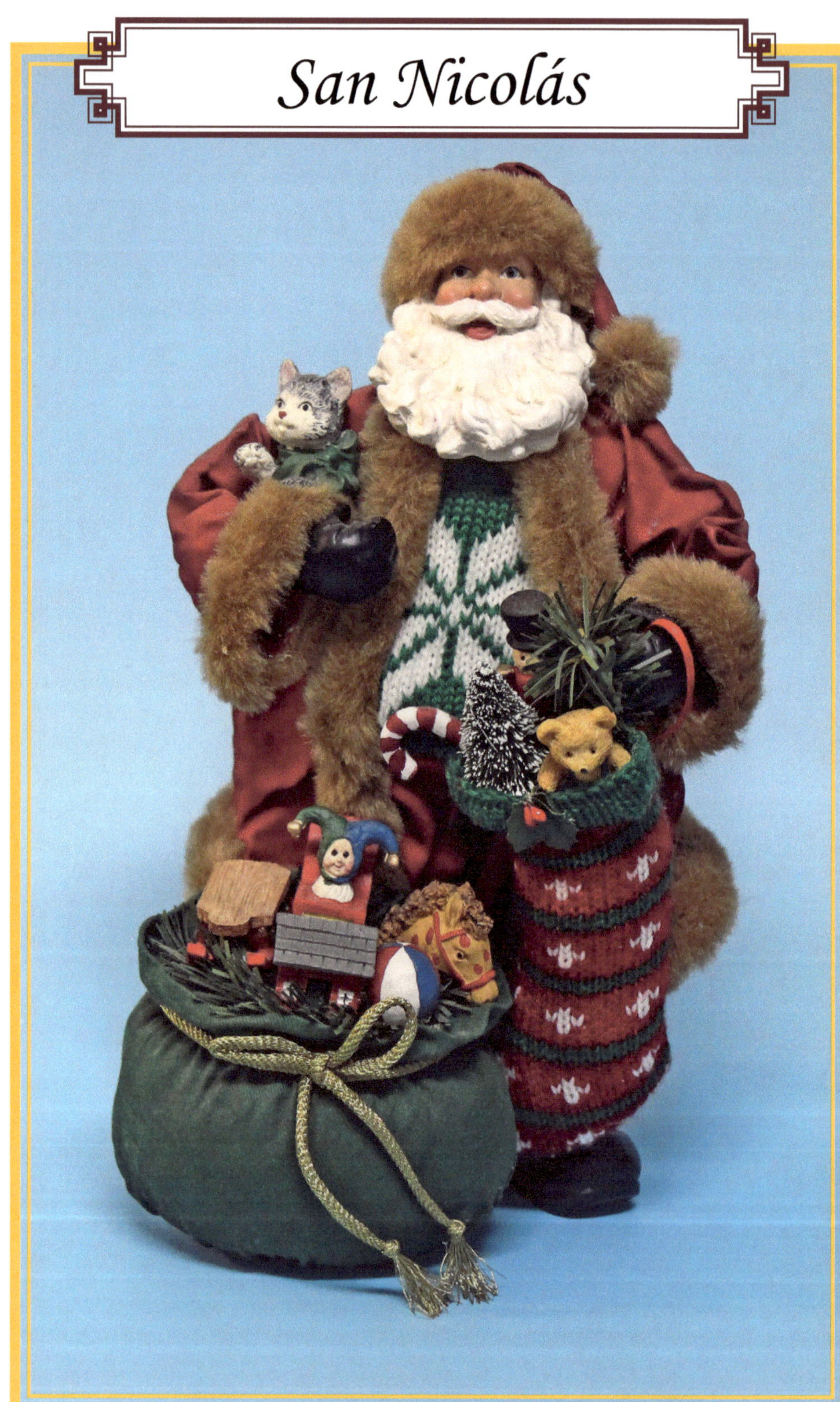

Casa de Jengibre

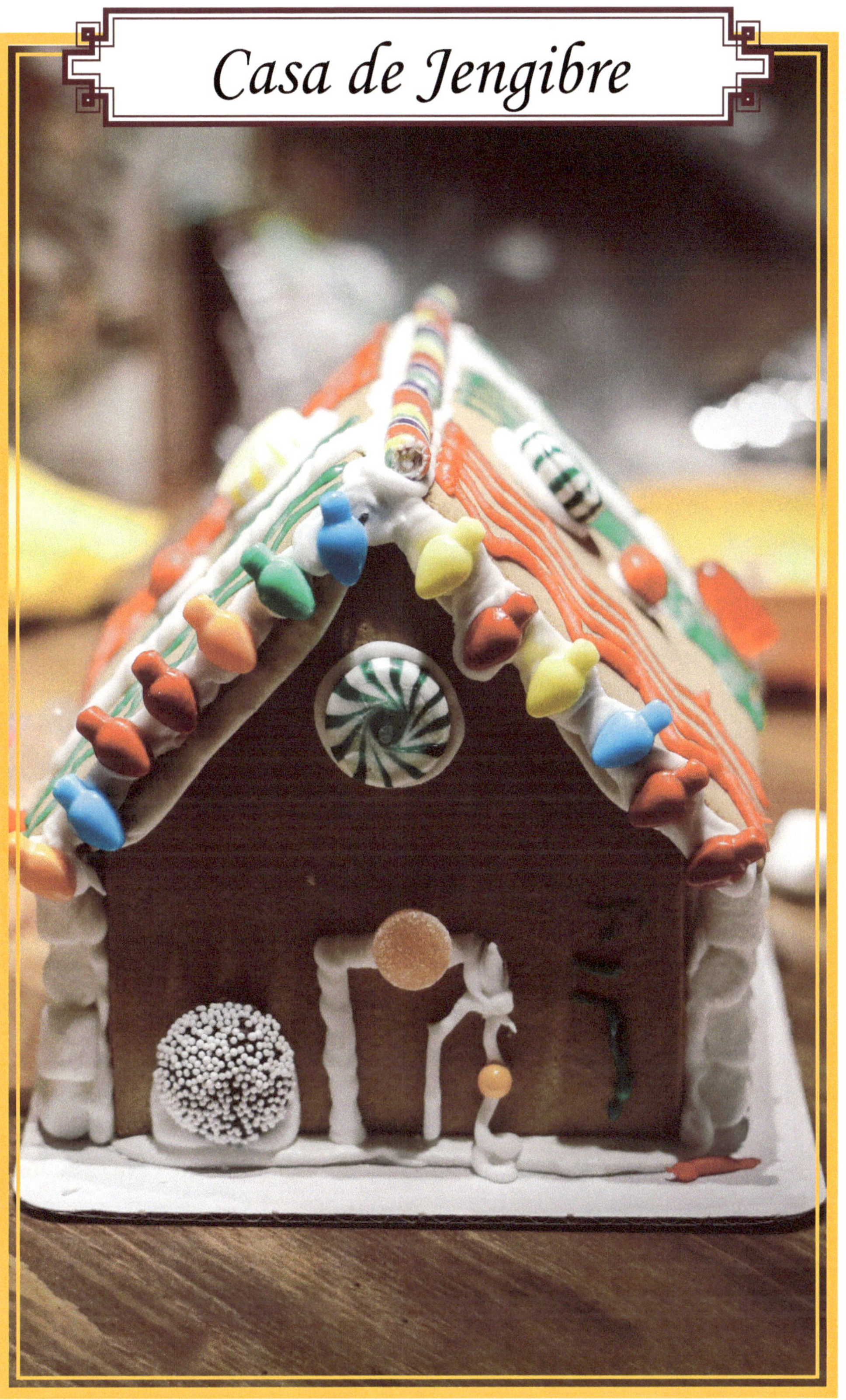

Risa de Niños

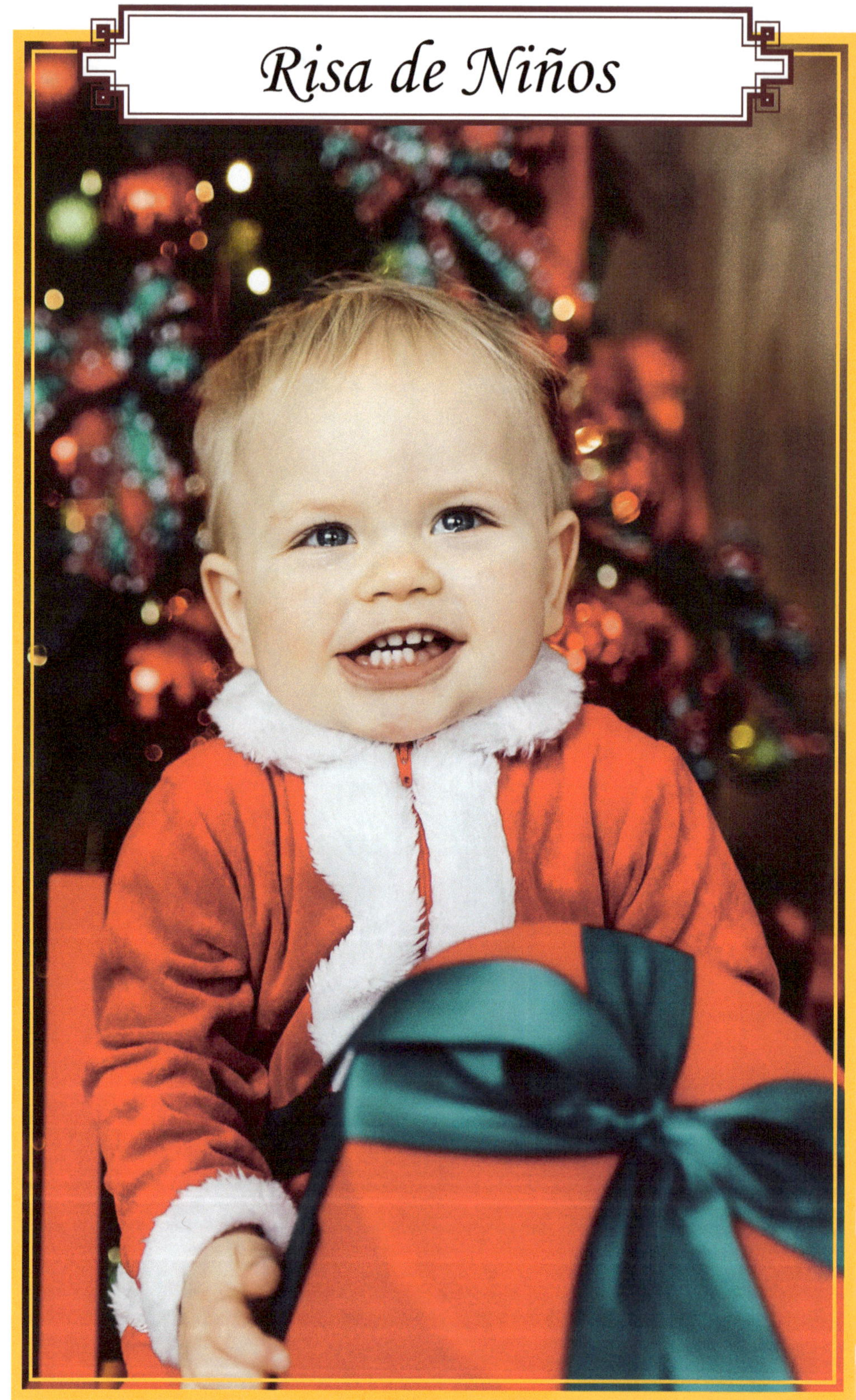

Del Oriente Somos

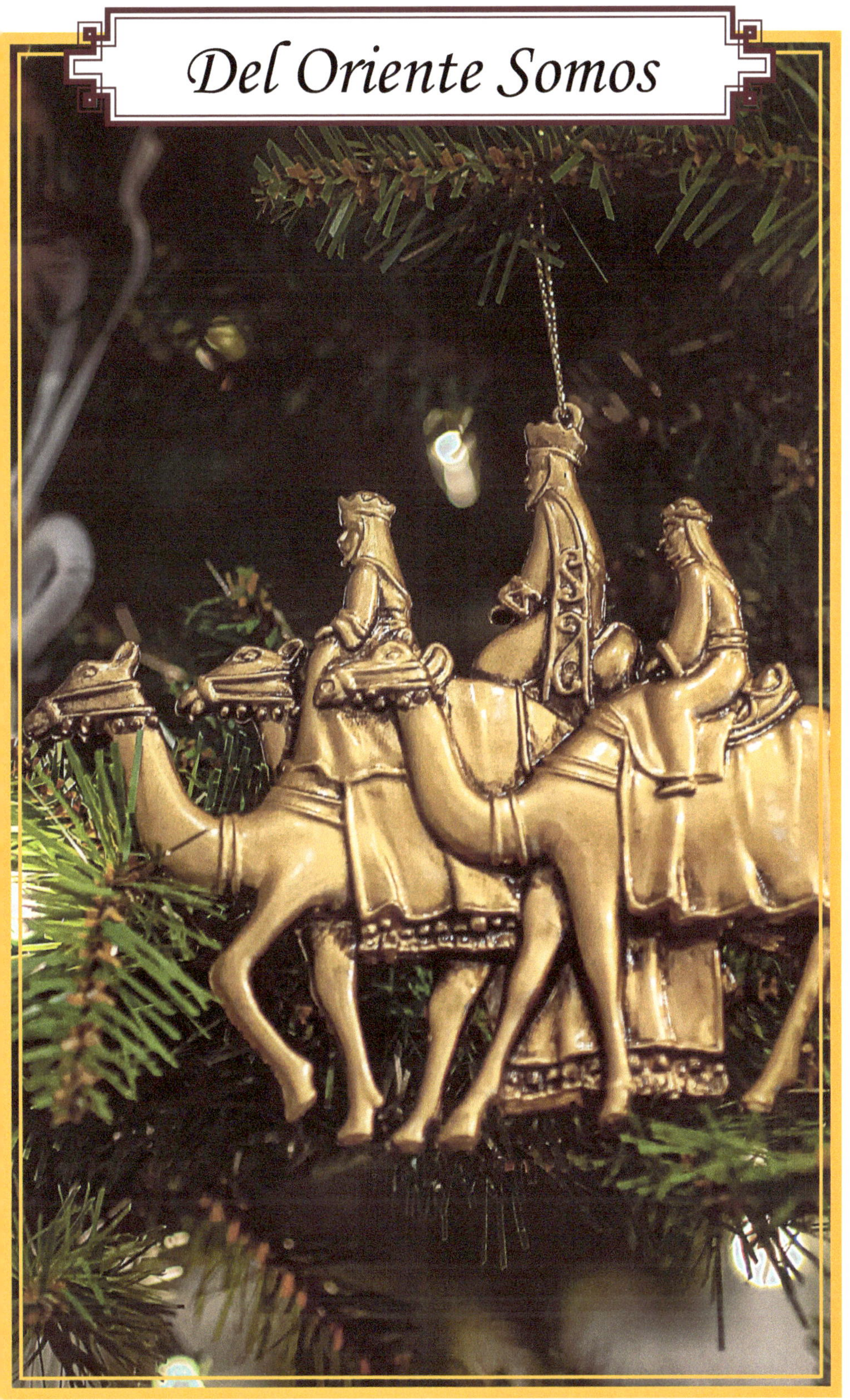